一般歯科のDr・DHが
ともに取り組む

矯正
歯科治療
ガイドブック

保田 好隆

谷山 隆一郎

谷山 香織

保田 広子

［著］

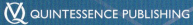

クインテッセンス出版株式会社　2019
QUINTESSENCE PUBLISHING

Berlin, Barcelona, Chicago, Istanbul, London, Milan, Moscow, New Delhi, Paris, Prague, São Paulo,
Seoul, Singapore, Tokyo, Warsaw

はじめに

　近年、患者からの要望や医院経営の観点から、一般歯科の先生がたが矯正歯科治療を手掛けられることが増えてきている。以前は、矯正歯科の医局に数年間在籍して、修練を重ねなければ得られなかったような手技が、治療テクニックや材料の進化にともない、手軽で効率的に、しかも安全に行えるようになってきている。今後もこの傾向はますます進むものと考えられるが、このような変化は、一般歯科医だけでなく矯正専門医にも多くの恩恵が与えられているといえよう。

　一般歯科医が自分のスキルに応じた矯正歯科治療を行うことについて、矯正専門医である筆者自身は大変好ましいことと考えている。なぜなら、歯周病、補綴、保存、外科、予防、そして小児などほぼすべての歯科の知識とスキルをもっておられる一般歯科の先生がたが、単科開業している矯正専門医とは異なる多角的な視点で矯正歯科治療を行うことは、患者にとって非常に有益と考えるからである。しかし、材料の進化は認められるものの、矯正歯科治療の専門性は高いため、知っておかなければならないことを学び、できなければならない手技を獲得するための時間と努力は必要であると考える。

　一般歯科の先生がたにしてみると、さまざまな処置が混在する日々の診療に矯正歯科治療が加わると、業務が大変煩雑になると思われるだろう。しかしそれは、矯正歯科治療に関する知識を有している者が、医院内に自分だけであるからである。歯科医師と同じ知識を歯科衛生士も共有し、行わねばならない手技についても理解していることで、このような問題が解決すると考える。

　本書では、矯正歯科治療を開始した一般歯科医とそこに勤務する歯科衛生士を読者対象として、筆者が実際に行い、かつセミナーでも伝えている矯正歯科治療について記した。また一般歯科医としての視点を谷山隆一郎氏に、そして歯科衛生士の業務について谷山香織氏、保田広子氏に執筆していただき、矯正歯科治療を行う一般歯科医、歯科衛生士にとって有益な情報となるよう心がけた。

　より安全で質の高い治療の提供に、本書が一助となれば幸甚である。

　また症例については、すべて一般開業医のもとで行われた治療について掲載したことを申し添えておく。

著者を代表して　　**保田 好隆**

Contents

はじめに　003　　　著者紹介　006

Introduction　一般歯科で行う矯正歯科治療に必要なこと ―― 007

今までの一般歯科診療所と矯正歯科治療の関係
かかりつけ医へ相談しに来た患者に応えるには
一般歯科で矯正歯科治療を行うメリット・デメリット
こんなことがあったら矯正歯科治療を検討してみよう

1.
一般歯科が知っておくべき矯正歯科治療の基礎知識①
矯正歯科治療に用いる器具 ―――――――― 019

矯正歯科治療に用いる材料
矯正歯科治療に用いるインスツルメント

2.
一般歯科が知っておくべき矯正歯科治療の基礎知識②
治療の流れと治療時期別にみるポイント ――― 033

矯正歯科治療の流れ
２つの治療時期〔Ⅰ期治療／Ⅱ期治療〕
なぜ、成長期の子供たちにⅠ期治療が必要なのか
Ⅰ期治療について
Ⅱ期治療について

3.
一般歯科も知っておくべき矯正歯科の臨床セオリー①
初診患者の情報収集〔カウンセリング・問診・視診〕 ――― 075

カウンセリング、問診、視診で得るべき情報

4.
一般歯科も知っておくべき矯正歯科の臨床セオリー②
資料の採得・計測・分析から診断まで ―――― 081

矯正歯科治療に必要な資料とは
計測結果の分類と診断

5.

一般歯科も知っておくべき矯正歯科の臨床セオリー③

治療計画の立案・説明 —————————— 097

治療計画の立案
治療計画の説明

6.

一般歯科も知っておくべき矯正歯科の臨床セオリー④

ＴＢＩ・歯周基本治療 ————————— 103

矯正歯科治療のカギは歯科衛生士が握る

7.

一般歯科も知っておくべき矯正歯科の臨床セオリー⑤

矯正装置の設計・作製・装着準備 ————— 111

口腔内と治療計画に応じたワークフローをつくろう
矯正装置の設計と作製〔バンドを用いた固定式矯正装置の場合〕

8.

一般歯科も知っておくべき矯正歯科の臨床セオリー⑥

各矯正装置の装着・調整・管理の方法 ——— 117

矯正装置別・装着と調整、説明の方法

9.

一般歯科も知っておくべき矯正歯科の臨床セオリー⑦

動的治療開始〜終了時までのケア ———— 151

動的治療開始後、一般歯科ができるケアとは
矯正装置の撤去から保定まで
保定後の経過観察

10.

おわりにかえて

末永く患者を診ていくという一般歯科の役割— 163

矯正歯科治療終了後のおつきあい

さくいん　170

著者紹介

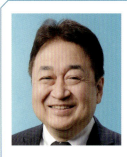

保田 好隆
Yoshitaka Yasuda

歯科医師
保田矯正塾主宰
日本矯正歯科学会 認定医
日本矯正歯科学会 指導医

1985年	大阪歯科大学卒業 大阪大学歯学部歯科矯正学講座入局
1993年	大阪逓信病院（現 NTT 西日本大阪病院） 歯科口腔外科
1997年	大阪大学歯学部歯科矯正学講座 助手
1998年	大阪大学歯学部附属病院矯正科 講師
2000年	大阪大学歯学部歯科矯正学講座 助教授
2003年	医療法人社団 保田矯正歯科（兵庫県）勤務
2005年	大阪大学歯学部 招聘教員
2007年	北海道医療大学歯学部 非常勤講師
2012年〜	保田矯正塾主宰

〔所属学会等〕
日本矯正歯科学会 / 九州矯正歯科学会 / 北海道矯正歯科学会 / 日本口蓋裂学会 / 日本口腔インプラント学会 / 大阪大学歯学会 / American Association of Orthodontists / World Federation of Orthodontists

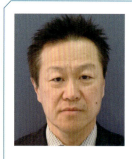

谷山 隆一郎
Ryuichiro Taniyama

歯科医師
医療法人隆和会 谷山歯科医院 理事長
日本口腔インプラント学会 専門医
日本顎咬合学会 認定医

1991年	日本歯科大学卒業 鶴見歯科医院（神奈川県）勤務
1995年	医療法人隆和会 谷山歯科医院（宮崎県）開設
2003年	宮崎矯正塾（主催・保田好隆）入塾
2014年〜	宮崎歯科技術専門学校 講師
現在に至る	

〔所属学会等〕
日本口腔インプラント学会 / 日本歯周病学会 / 日本補綴歯科学会 / 日本顎咬合学会

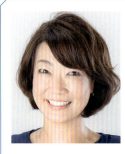

谷山 香織
Kaori Taniyama

フリーランス歯科衛生士
日本臨床歯科医学会 認定歯科衛生士
日本口腔インプラント学会 認定歯科衛生士

1995年	横浜歯科技術専門学校 卒業 川名部歯科医院（東京都）、谷山歯科医院（宮崎県）勤務
2001年	スウェーデン・イエテボリ大学歯周病科 研修参加
2014年	宮崎歯科技術専門学校 非常勤講師
2017年	有限会社クレア設立、歯科医院のシステムづくり、スタッフ教育等のサポートを行う
2018年	スイスデンタルアカデミー GBT（Guided Biofilm Therapy）コース 研修参加

現在に至る

〔所属学会等〕
日本臨床歯科医学会（SJCD）/ 日本口腔インプラント学会 / 日本口腔衛生学会 / 日本審美歯科学会 / 日本歯周病学会

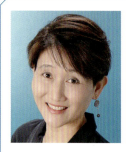

保田 広子
Hiroko Yasuda

歯科衛生士
医療法人社団 保田矯正歯科 理事

1987年	関西女子短期大学 保健科歯科衛生士コース 卒業 大阪大学歯学部附属病院 研修生
1988年	医療法人双葉会 滝本矯正歯科診療所（大阪府）勤務
1992年〜	医療法人社団 保田矯正歯科（兵庫県）理事

現在に至る

Introduction

一般歯科で行う矯正歯科治療に必要なこと

今までの一般歯科診療所と矯正歯科治療の関係

あなたはどれを選択する？

矯正歯科治療を希望する患者、もしくは機会があれば相談したいと思っている潜在的な患者は、まずどこに足を運ぶであろうか。

もしかかりつけの歯科医院があれば、そこで歯並びに関して悩みを打ち明けるのが自然であろう。そして相談されたかかりつけ医は、患者が小児であれば、次の項目から対応を選択することとなる。

1 知り合いの矯正専門医に紹介する
2 小児歯科医に紹介する
3 自院にて矯正歯科治療をする
4 「治療する必要はない」と断言する
5 その場をしのぐため「（成長完了まで）待ちましょう」と説明する

2の場合は、紹介した小児歯科からさらに矯正歯科への紹介も考えられる。自院で矯正歯科治療を行っておらず、またかかわりの深い矯正専門医がいない場合は、4あるいは5の対応をとることが多いと思われる。

● 一般歯科診療所と矯正歯科治療とのかかわりかた

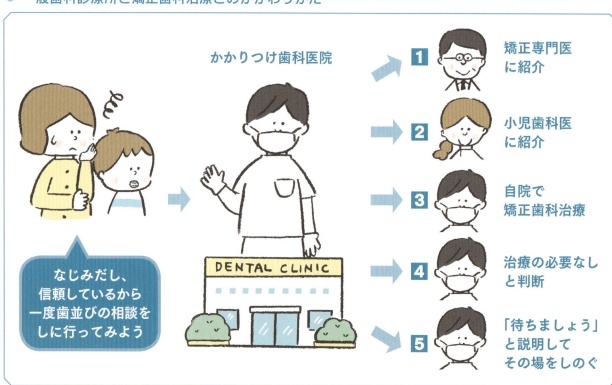

Introduction | 一般歯科で行う矯正歯科治療に必要なこと

この段階で、かかりつけ医の矯正歯科治療に関する知識が乏しければ、患者や保護者に適切なアドバイスができない。何をどう話していいかわからず、患者の悩みに対する適切な対応もできないため、患者とのラポール（相互信頼関係）が希薄になる場合もある。すると、他の治療においてもかかりつけ医としての機能がうまくはたらかなくなってしまう。

矯正歯科へ紹介するにも、いつがいいのか判断も難しく、「患者に歯並びの悩みについて相談を受けたので、とりあえず紹介状を書いておいた……」という無責任な対応をとることとなる。

かかりつけ医へ相談しに来た患者に応えるには

一般歯科での定期管理型のかかわりかたが、矯正歯科治療にもマッチする

最近は、定期管理型の歯科医院が増加し、予防歯学やメインテナンスの観点から、一般歯科診療所にて小児から成人にいたるまでの咬合の管理を行うことが定着してきている。

それにともない、「小児に対する咬合誘導や成人に対する矯正歯科治療も、可能な限り自院にて治療し、管理して行く方が良い」と考える一般歯科医が増えてきているようである。矯正歯科医と煩雑なやりとりを行いながら治療を進めるより、自院にて矯正歯科治療を行う方がスムーズで、患者の満足度も高くなると推定できるからである。

審美性だけを追い求める矯正歯科治療は過去のもの

さらに著者らは、「矯正歯科治療＝審美性の追求」という考え方を、過去のものととらえている。患者や小児患者とともに来院する保護者は、歯並びや口元の見た目の改善を求めているため、当然その主訴に見合う治療を提供しなくてはならない。また審美性を向上することで、患者の社交性や自尊心が向上することは、よく知られた事実である[*]。

しかし、これだけで良いのだろうか？ これからの矯正歯科治療には、見た目が良いことはもちろん、機能がともなわなければならないというのが著者らの考えである。そしてこれからの矯正歯科治療の意義は、以下のとおりと考える。

> 口腔内、および全身的な健康に貢献すること。
> そして患者の個性にあった咬合と容貌の改善によって、
> 個人の尊厳を回復し、社会性を向上すること。

[*] William R.Proffit(著)，高田健治（訳）．新版 プロフィットの現代歯科矯正学2004．東京：クインテッセンス, 2004.

それは、機能がともなわない審美性の改善は、長期間の安定性や実質的な健康の回復がともなわないからである。たとえば、「狭い歯列で叢生をともなう患者に対して、抜歯をともなう矯正歯科治療を行い、口腔内をさらに狭くしてしまった。そして、結果的に睡眠時無呼吸症候群を発症して、その合併症として脳梗塞や心筋梗塞などの重篤な病になった」というような場合、その患者にとって矯正歯科治療は不幸であり、矯正歯科治療を行った歯科医師は加害者となる。

筆者らはそうならないための治療計画や手技、治療哲学、配慮が必要になると考えると同時に、審美的な観点のみにしばられることの少ない一般歯科診療所の歯科医師や歯科衛生士のかたがたにこそ、多角的な治療選択肢や患者のケアを発想することができるのではないかと思っている。

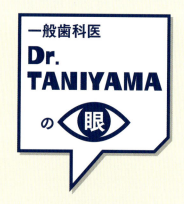

一般歯科医 Dr. TANIYAMAの眼

矯正歯科治療を手掛けるようになったきっかけ

一般歯科診療所である当院で矯正歯科治療を導入してから、10年以上が経過する。一般歯科を標榜していると、さまざまなライフステージの患者が来院する。そのなかで、特に中学生くらいまでの患者の保護者は子供の歯並びへの関心が高く、アドバイスを求められることが多い。

開院当初は、矯正歯科治療についての知識やスキルがほとんどなく、矯正専門医に紹介していた。その専門医はう蝕の予防処置や歯周病の管理は行わず、矯正歯科治療のみをされていたため、患者はその医院と当院を行き来していた。この煩わしさに、患者や保護者たちからはさまざまな意見が寄せられた。

そうした状況下で、対策を講じなければ患者が離れていくのではと院長として危機感を抱いたのに加え、自分の勉強不足が原因とはいえ、治療の経過や結果に関して矯正専門医に意見や質問ができず、言われたまま受け入れざるを得ない状況が非常に大きなストレスとなっていた。さらに当院ではもともとインプラントを用いた補綴治療に意欲的に取り組んでいたため、かねてより「インプラント埋入前に歯の移動が可能なら、もっと良い治療ができるのに」と感じていた。

こうして筆者は、「私も矯正歯科治療をできるようになろう！」と決心することになる。一般歯科医の先生たちのなかには、筆者と同じような思いを抱いている者が少なくないのではないだろうか？

Introduction | 一般歯科で行う矯正歯科治療に必要なこと

● これからの矯正歯科治療

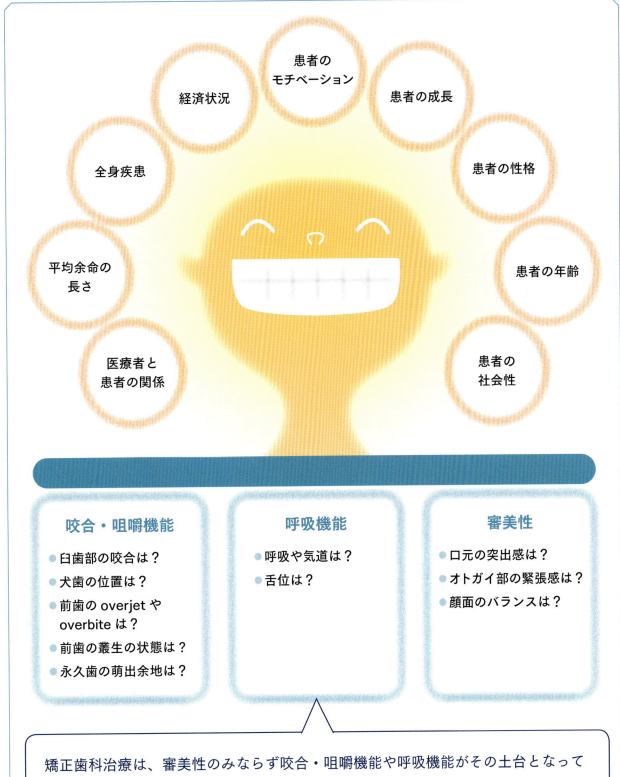

矯正歯科治療は、審美性のみならず咬合・咀嚼機能や呼吸機能がその土台となって患者を支えている。さらに、患者を取り巻くさまざまな要素（年齢、性格、社会性など）のバランスを整え、口腔内と全身的な健康、尊厳と社会性を向上させることができる治療分野のひとつである。

一般歯科で矯正歯科治療を行うメリット・デメリット

● 一般歯科診療所が矯正歯科治療を導入するメリット

1　口腔衛生管理の視点から矯正歯科治療を提案できる

不正歯列が原因で歯周病を有する患者や、プラークコントロールが悪い患者に対して、その改善や予防を目的とした矯正歯科治療を提案できる

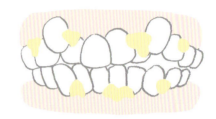

2　定期検診で咬合異常の因子を早期に発見できる

患者が最初に訪れるのは一般歯科診療所であり、口腔内の状況を把握しやすいという利点がある。特に患者が小児の場合は、咬合異常になりうる因子を早期に発見、除去することができる

3　矯正歯科治療中の口腔衛生状態の悪化を防げる

矯正歯科治療中、もっとも懸念される口腔衛生の問題を、患者とすでに信頼関係を構築した担当歯科衛生士が管理することができる

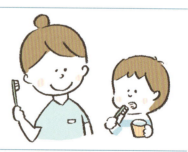

4　信頼関係が構築ずみで的確な治療や意思疎通が行いやすい

すでに関係が構築されていたり、地域の医療機関としてなじんでいると、患者とコミュニケーションをとりやすい。あまり心理的な障壁のない患者の考えを聴き、治療に反映することができる

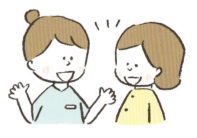

5　一貫したフィロソフィーに沿った治療ができる

顎位に対して、1人の歯科医師がもつフィロソフィーに準じて診断や治療を進めることができ、患者に対して一貫性のある治療を行うことができる

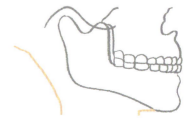

Introduction | 一般歯科で行う矯正歯科治療に必要なこと

一般歯科で矯正歯科治療を行うメリット

　一般歯科で矯正歯科治療を導入するメリットは、導入しないメリットよりもはるかに多く、患者への利益や恩恵は計り知れないと著者らは考える。ただ、診療体制や専門性の高さからすべての矯正歯科治療が十分にできるわけではないため、信頼できる矯正専門医のサポートのもとで治療を行うことが望ましい。また、診療内容に応じたスタッフ教育も必要となる。

6 補綴治療が必要な場合、治療計画を総合的に立てられる

補綴治療に主軸をおいた治療計画に、矯正歯科治療を取り入れることができる。それによって、治療計画をより総合的に立案することが可能となり、より良い補綴治療ができる

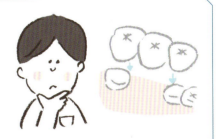

7 矯正歯科治療中に他の治療も継続して行える

矯正歯科治療を行いながら、歯周病の管理や治療、う蝕の管理や治療などを十分に行うことができる

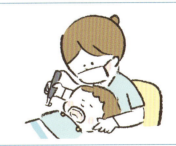

8 かかりつけ医としての矯正歯科治療ができる

患者の生活環境を考慮したアドバイス、咬合のチェック、補綴装置の修理など、一般歯科でしか対応できない複雑で細やかな部分へのアプローチが可能である

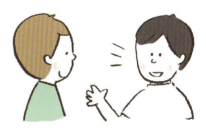

9 保定中のメインテナンスが多角的な視野で行える

歯列の後戻りだけでなく、歯周組織の状態や早期接触の有無などのチェックをあわせて行うことができる。また問題に気付いたときに必要な処置をその場で行うことができる

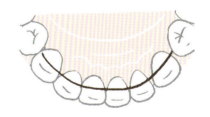

10 ひとつの歯科医院で治療が完結する

矯正歯科治療、補綴治療、歯周治療などすべての治療に対し、ひとつの医院が一貫して責任を負うことができ、患者の利便性も高い。治療後に歯並びが乱れてしまうなど患者の望まない状況になっても、他院と責任の押しつけあいにならない

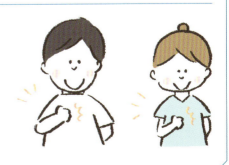

一般歯科で矯正歯科治療を行うデメリット

矯正歯科治療を導入するデメリットとしては、専門性の高さという壁の存在が挙げられる。この壁を治療結果として表出させないためには、下記の点に注力し、可能な限り矯正専門医との差を縮めるように努めたり、あるいは補綴治療が可能な一般歯科医の特長を生かして不足をカバーしたりする必要がある。

● 一般歯科が矯正歯科治療を導入するデメリット（専門性の高さ）への対応法

- 自分に不足している知見や最新情報を得ることのできる講習会への参加、専門書などで勉強することで矯正歯科の専門知識を蓄積し、スキルアップを図る
- より良い、より新しい材料や器具の情報に敏感になること。実際に使用し、スキルを積む
- 各矯正歯科関連学会に参加して知識を蓄えるとともに、矯正歯科の専門家たちと交流を深める
- 一般歯科医の意見を否定せず、ディスカッションができたり、疑問を解決してくれたりする矯正専門医とタッグを組む

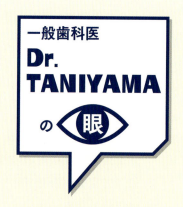

私はこのようにして矯正歯科の専門知識を積んでいった

矯正歯科は、歯科医師全体の1/5（約2万人）が携わる分野であるが、非常に高度な治療であり、勉強方法も難しい。筆者のように、臨床上の必要性を感じてから修得を目指す場合、どうすれば良いか迷う先生も多いだろう。筆者は下記のように考えて技術修得と維持に努めている。

- 一番重要かつ技術修得の近道といえるのは、責任をもって指導していただける矯正専門医の先生から学ぶことである。コースを受講し、その後も継続して学べる環境を提供してもらえるか（あるいは個別に相談することができるか）を確認する
- 修得しようとする技術が、一般歯科医に受け入れやすい方法かを確認する（ストレートワイヤーを使用したエッジワイズ法が簡便である。筆者はスタンダードエッジワイズなど修得に時間と労力がかかるものは避けた）
- 書籍を購入するなどして自主的な勉強を継続する
- 矯正歯科治療はやり直しが難しいため、治療前・治療中にいつでも矯正専門医に相談できる環境を整える
- 同じ方法やフィロソフィーで矯正歯科治療に取り組む一般歯科医の仲間どうしでディスカッションしあえる環境をつくる
- 矯正患者が一般歯科診療所の患者の多くを占めるわけではない。多くの時間を費やして勉強するのは患者のためではあるが、歯科医師として、また医院の質向上のためでもあると考える

一般歯科で矯正歯科治療を行う際に気をつけたいこと

矯正歯科治療を導入する一般歯科診療所では、基本的に以下のことを遵守して治療を行うことが望ましい。経験を積んでからも、折に触れてこのポイントについて思いだし、自らの治療を振り返るきっかけにすると良い。

● 矯正歯科治療を行う際に気をつけておきたいポイント

- 十分な知識と経験を積むまでは、補綴治療や歯周病についてある程度の知識や経験をもつ矯正専門医の指導をあおぐ
- 経験を積んでからも、随時、矯正専門医の指導やアドバイスを受けることを忘れない
- 便宜抜歯による歯の排列が必要なケースもあるという認識をもつ(抜歯=絶対悪ではなくひとつの治療の手法である)
- 患者のリクエストに無制限に応えようとしない。できないことはできないと答え(これは恥ずかしいことではなく、現実的な対応である)、矯正専門医の受診を提案する

矯正歯科治療を手がける歯科医師によって「矯正観(矯正歯科治療に対する価値観やフィロソフィー)」や手技、使用材料などが大きく異なることから、一般歯科の先生がたには、矯正歯科治療が複雑で不可解な治療分野だととらえられているかもしれない。

かように複雑であるため、一般歯科診療所で矯正歯科治療を開始するときは、自分が学んだ矯正専門医とよくコンタクトを取り、治療や経過などについてチェックを受けることが望ましい。手近な矯正専門医に相談をすると、自分が学んだフィロソフィーではない文脈で専門知識を伝えられることもあり、理解できなかったり、自分の行う治療との統合性がとれなかったりする可能性がある。また一般歯科で行う矯正歯科治療に対して、矯正専門医が好意的に対応してくれない場合もある。

教えを乞うた矯正専門医に治療計画について相談する際、すべての資料を矯正専門医に丸投げして、方法を教えてもらうようなやり方では勉強にならない。「自分としてはこのように考えたのだが……」と自ら立案したプランを矯正歯科医に問うことが、学びになると筆者は考える。「自分で考えること」、そして自分の考えた方法が矯正専門医の考えと「どう違うのか」「なぜ違うのか」について学ぶと良い。

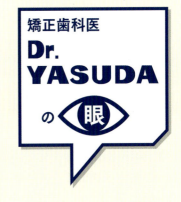

矯正歯科医 Dr. YASUDAの眼

決してひとり歩きはしないようにしよう

こんなことがあったら矯正歯科治療を検討してみよう

**初診時の主訴や状態から
治療開始時期を検討する**

　小児の患者を連れて来院した保護者には、「う蝕の治療をしてほしい」「歯のお掃除をしてほしい」「歯並びを見てほしい」という要望が多い。なかでも最近は、保護者の歯並びへの関心度が高くなり、一般歯科診療所でもⅠ期治療をはじめ矯正歯科治療を検討すべき機会が増えてきている。

　小児患者であれば、「Ⅰ期治療を検討すべき所見があり、保護者や患者本人が矯正歯科治療を希望している場合」、あるいは「歯科医師からの機能的な問題改善を目的とした矯正歯科治療の提案に同意しており、かつ歯科医師が適切な時期であると判断した場合」が、矯正歯科治療開始に適切な時期となる。つまり、初診で患者と初めて対面したときが、矯正歯科治療開始にもっとも適切な時期とは限らないのである。

　なお成長が完了した永久歯列期や成人の場合は、患者の希望と、歯科医師による治療可能との所見があれば、時期を待たず治療を開始して良いことが多い。

● **矯正歯科治療を検討すべき所見や状況**

成長完了前の学童期〔Ⅰ期治療の必要性〕	成長完了後の永久歯列期〔Ⅱ期治療の必要性〕
⇒Ⅰ期治療について詳解は41ページへ	⇒Ⅱ期治療について詳解は55ページへ
● 以前から口腔管理をしている小児患者の定期検診時、永久歯の萌出に異常が認められた	● 歯並びを主訴として来院した
● 以前から口腔管理をしている小児患者の定期検診時に、咬合異常が予測された	● 口元の突出が認められ、審美的な改善を主訴として来院した
● 以前から口腔管理をしている小児患者に、口呼吸や吸指癖のような習癖が認められた	● 歯周治療や予防治療として矯正歯科治療が必要であると判断される
● 以前から口腔管理をしている小児患者あるいはその保護者から、歯並びについて相談されている	● 補綴治療を行う前に矯正歯科治療が必要であると判断される
● 歯並びを主訴として来院した	

＊1　日本口腔衛生学会．政策声明 う蝕のない社会の実現に向けて．http://www.kokuhoken.or.jp/jsdh/file/statement/statement_03_text.pdf. 2013.
＊2　文部科学省．学校保健統計調査 - 平成29年度（確定値）の結果の概要．http://www.mext.go.jp/component/b_menu/other/__icsFiles/afieldfile/2018/03/26/1399281_03_1.pdf. 2018.
＊3　厚生労働省．平成28年歯科疾患実態調査．https://www.mhlw.go.jp/toukei/list/dl/62-28-02.pdf. 2017.
＊4　WHO．Oral Health Database．http://www.mah.se/CAPP/Country-Oral-Health-Profiles/（2019年3月6日アクセス）.

Introduction | 一般歯科で行う矯正歯科治療に必要なこと

Attention！ 歯科衛生士トピックス
一般歯科診療所における歯科衛生士の役割について

歯科衛生士は、定期管理型の歯科診療所では欠くことのできない存在

　健康日本21（第二次）の12歳児のう蝕有病者率の目標値、つまりう蝕をもつ12歳児の割合をここまで下げようという目標値は35％である[*1]。現状は学校保健統計調査で35.45％（2017年）[*2]、歯科疾患実態調査で10％以下（5〜9歳、2016年）[*3]と統計にばらつきはあるものの、う蝕予防の先進国スウェーデンが39％[*4]であることを考えると、カリエスフリーの状況は高水準だといえる。

　こうした予防歯科型の定期的なメインテナンスが増えれば、さらにう蝕の数は減少するであろう。この予防歯科には、一般歯科診療所、そして患者のモチベーションに主としてかかわる歯科衛生士の力が非常に大きい。

一般歯科診療所における矯正歯科治療でもチームプレーが欠かせない

　一般歯科診療所において、一般的に設定されるメインテナンス間隔は3ヵ月であるが、その短期間のうちに変化していく小児期の口腔内を、来院時の限られた時間中に見きわめる目は、歯科医師のみならず歯科衛生士にも必要である。

　一般歯科診療所においては、初診時における各患者の口腔内の状態をスタート地点として、治療や口腔管理が始まる。治療計画を立案し、そこで矯正歯科治療が必要であれば提案をし、患者の承諾が得られたのちに治療を開始する。こうした一連の流れにおいて、歯科衛生士が小児患者とコミュニケーションをとる機会は歯科医師よりも多く、保護者に相談を受けるケースも少なくない。患者の要望をしっかりと聞き、治療に反映できるよう協議するなど、歯科衛生士は患者と歯科医師とのかけ橋となる。

歯科衛生士が一般歯科診療所での矯正歯科治療に欠かせないワケ

- 歯科医師よりも多く患者とのコミュニケーションをとっており、信頼関係が構築しやすい
- 矯正歯科治療中・治療後の、継続的なメインテナンスなど、動的治療以外での役割が多い
- 矯正装置の撤去から調整、清掃などの業務を行うことができる
- 資料や印象の採得を行うことができる
- 矯正歯科治療を成功に導く鍵のひとつであるホームケアについて、ブラッシングや食事指導などの患者教育を行うことができる
- 患者の生活に対するきめ細やかなアドバイスができる
- 複雑な装置が入った口腔内に対し、来院時に専門的な清掃ができる

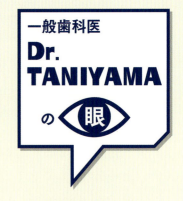

一般歯科医 Dr. TANIYAMA の眼

一般歯科だからこそ、「ふつうの」患者の咬合異常に対応できる

　矯正歯科治療を自院で行いたいと真剣に考えたのは、一般歯科でさまざまな患者を診るうちに、高額であるために避けられがちな矯正歯科治療の必要な患者の多さに気づいたからである。

　矯正専門医における矯正歯科治療は、自由診療であることから、患者の割合を中間層～富裕層が大きく占めるのが自然である。そうした患者はう蝕や修復歯が少ない（世帯所得とう蝕罹患の割合に関連があることがわかっている）[1,2]。さらにう蝕が処置されていることの多い青年期前後に行う矯正歯科治療は、包括的矯正歯科治療（COT）で完結するケースが多い。

　しかし、小児のころから長らく患者とつきあっていくかかりつけ歯科医師として口腔の成長を見守っていくなかで、何か咬合異常や機能不全の徴候を見つけて修正していくⅠ期治療であれば、治療費が極端に高額となることもなく、富裕層でない平均的な家庭でも十分に検討できる。患者が、費用面で矯正歯科治療をあきらめてしまうのであれば、一般歯科診療所で少しでも改善していくほうが望ましいであろう。

　なお中高年については、過去う蝕に罹患した歯が多く、それにともなう補綴治療やその後の管理、さらに矯正歯科治療としては限局的矯正歯科治療（LOT）のニーズが高くなる。ただ経済的に余裕のある患者が多いため、多少費用がかかっても、複雑で包括的な補綴治療の一環としての矯正歯科治療（インターディシプリナリーアプローチ）を望む患者も増える。

---

[1] 内閣府政策統括官（共生社会政策担当）．う歯の状況．In：内閣府．平成28年度子供の貧困に関する新たな指標の開発に向けた調査研究報告書（https://www8.cao.go.jp/kodomonohinkon/chousa/h28_kaihatsu/3_02_2_7.html 2019年3月15日アクセス）．

[2] 眞木吉信（編）．新編 フッ化物をめぐる誤解を解くための12章＋4つの新トピックス．東京：医歯薬出版，2018．

1

一般歯科が知っておくべき
矯正歯科治療の基礎知識①

矯正歯科治療に用いる器具

矯正歯科治療に用いる材料

● ブラケット

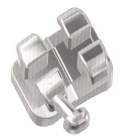
金属製のブラケット
（マイクロスプリントブラケット）

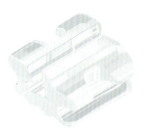
セラミック製のブラケット
（グラムセラミックブラケット）

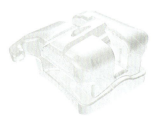
結紮不要のブラケット
（トゥルークリアーブラケット）

写真提供：フォレスタデント・ジャパン

おおむね小臼歯より前方の歯や、同部位の歯に装着したバンドに接着、またはロウ着するもので、スロット（溝）に通したワイヤーの弾性によって矯正力を応用させる。"コ"の字型をしており、ワイヤーを唇側（頬側）から挿入することができる。

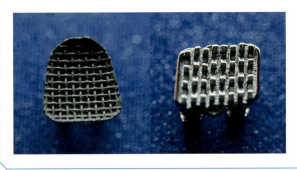

金属製ブラケットの接着面。凹凸があり、器械的な嵌合力により接着強度が増す。
〔左：松風、右：フォレスタデント・ジャパン〕

● チューブ

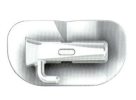
上顎第一大臼歯用（側面観）
（チューリップバッカルチューブ）

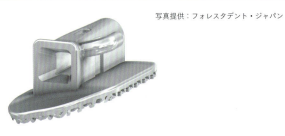
下顎第一大臼歯用（近心面観）
（チューリップバッカルチューブ）

写真提供：フォレスタデント・ジャパン

大臼歯あるいは臼歯部に装着したバンドに接着またはロウ着するもので、チューブ部分に通したワイヤーの弾性によって矯正力を応用させる。筒状になっており、通常、近心からワイヤーを挿入する点がブラケットと異なる。

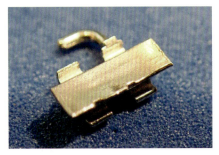
バンド用チューブの接着面
〔松風〕

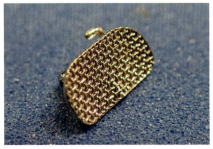
ボンディング用チューブの接着面
〔フォレスタデント・ジャパン〕

結紮用材料

ブラケットにワイヤーを固定(結紮)する材料で、エラスティック(ゴム)製とステンレス製がある。エラスティック製は多様な色の展開があり、ステンレス製に比べ装着が簡単で、短時間で結紮を完了することができる。しかし吸水性があるため、エラスティック自体に着色したり、プラークが付いたりしやすい。また操作上、結紮力の強弱を付けることが難しい。

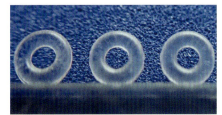
エラスティック製の結紮用材料〔松風〕

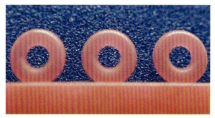
エラスティック製の結紮用材料
〔トミーインターナショナル〕

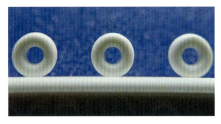
エラスティック製の結紮用材料
〔TP オーソドンテックス・ジャパン〕

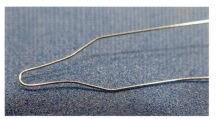
ステンレス製の結紮用材料〔松風〕

アーチワイヤー

ワイヤーは一般に、変形後に復元しようとする力(弾性)が生じる素材を用いた材料で、その特性により歯を移動、排列させる。アーチワイヤーはエッジワイズ装置に用いるワイヤーで、多くの材質、太さの異なる商品が販売されている。またあらかじめアーチフォームが付与されたタイプと、30 cm くらいの直線のワイヤーを術者が自分で屈曲(ベンディング)して用いるタイプがあり、それぞれの術者のテクニックや目的に応じたものを選択する。

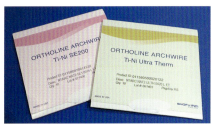
アーチフォームの形状が付与された Ni-Ti 製のワイヤー。高い弾性があり、口腔内の温度付近で硬さが変化する商品(右)もある。〔松風〕

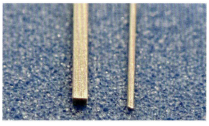
筆者が用いるもっとも太いワイヤー(0.021インチ×0.025インチ、断面が長方形)と細いワイヤー(直径が0.012インチ、断面が円形)〔松風〕

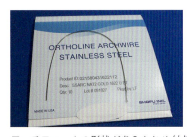

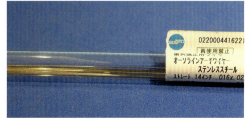

アーチフォームの形状があらかじめ付与されたステンレススチール製ワイヤー(左)と、術者が屈曲するタイプのステンレススチール製ワイヤー(右)(いずれもオーソラインアーチワイヤー〔松風〕)

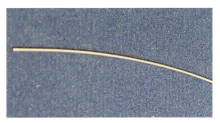
ロジウムコーティングされたワイヤー
〔トミーインターナショナル〕

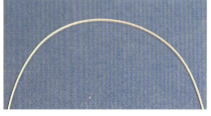
樹脂でコーティングされたワイヤー
〔デンツプライシロナ〕

● バンド

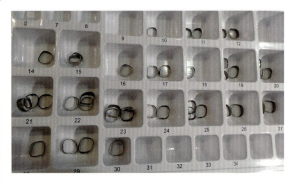
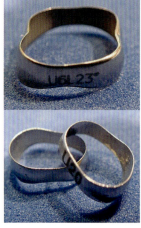

上：スターターキット。あまり使用する機会がないサイズはキットの中に含まれなかったり、数が少なくなっている〔松風〕。
右上：上顎左側大臼歯用バンド〔松風〕
右下：上顎小臼歯用バンド〔トミーインターナショナル〕

臼歯の歯冠部に装着し、ワイヤーやチューブなどを付与するための材料で、さまざまな形状、サイズが用意されている。スターターキットを所持しておき、必要に応じて買い足していくとよい。メーカーによって大きさや厚み、硬さが異なるため、互換性のないことが多い。通常、近心面に部位やサイズなどがレーザーマーキングされており、サイズと向きを確認できる。

● 接着材料

ボンディング材

ブラケットを歯面に接着するための材料である。粘度が低く流れやすいタイプ（フロータイプ）と、粘度が高く流れにくいタイプ（ペーストタイプ）の製品がある。インダイレクトボンディングにはフロータイプが、ダイレクトボンディングにはペーストタイプが適している。

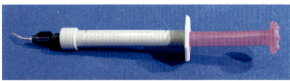
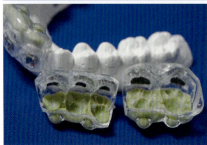

フロータイプのボンディング材（オパールボンドフロー〔松風〕）
インダイレクトボンディング用コア（写真下）を用いたボンディングに適している。
インダイレクトボンディング用コア〔Vigorous〕

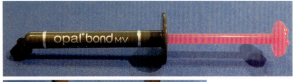
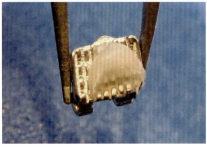

ペーストタイプのボンディング材（オパールボンド MV〔松風〕）
ダイレクトボンディングを行うためにブラケットの内面にオパールボンドフローを盛っても、ボンディング材は流れない。

1 | 矯正歯科治療に用いる器具

● バンド用セメント

バンドを歯に合着する際に用いる。合着用にはカルボセメントやグラスアイオノマーセメントも販売されているが、筆者はバンドがより適切な位置に装着されてから硬化することができる、光重合型のバンド用セメントを用いることが多い。

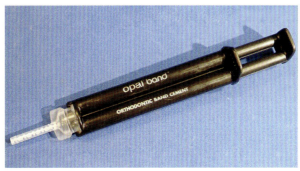
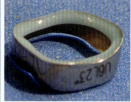

（写真は松風製品）

光重合型のバンド用セメント（オパールバンドセメント〔松風〕）
使用時は、バンドの内面の歯頸部側に盛ると良い（右）。

● エラスティック類

エラスティック類には、歯を移動させるために使用する商品や、歯間分離を行うために使用する商品がある。

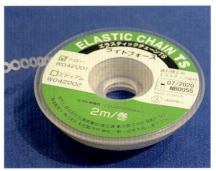

エラスティックチェーン TS〔松風〕
歯と歯の隙間をつめるために使用する。製品によってリングの間隔や厚みが異なり、ケースによって使い分ける。一般的に厚みがあるものの方が牽引力が大きくなる。

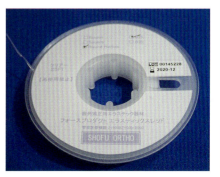

エラスティックスレッド〔松風〕
牽引に用いるエラスティック製のひもである。中空や四角の形状のものを用いると結紮時に解けにくい。

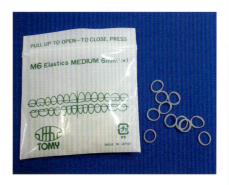

顎間ゴムや前方牽引装置に用いるエラスティック〔トミーインターナショナル〕
直径や太さによりサイズ展開している。

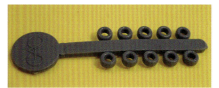

セパレーティングモジュール〔トミーインターナショナル〕
歯間分離用のエラスティックで、セパレーティングプライヤーを用いて使用する。

23

● コイル（ばね）類

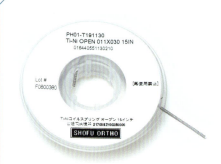

オープンコイル
（オープンコイルスプリング〔松風〕）

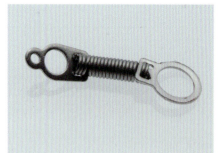

クローズドコイル
（デントス NT コイルスプリング〔松風〕）

歯と歯の隙間を広げる目的で用いるオープンコイルと、隙間を閉じる目的で用いるクローズドコイルがある。一般的に、高価だが弱い力を歯に付与することができ、永久変形しにくいとされるニッケルチタン（Ni-Ti）製がより多く使用される。

● クリンパブルフック

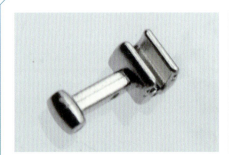

クリンパブルフック
（オープンサージカルフック〔トミーインターナショナル〕）

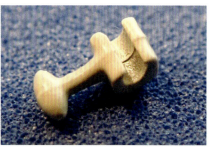

治療中の審美性を高めるために、白くコーティングされたクリンパブルフック
（エステティッククリンパブルフック〔TPオーソドンテックス・ジャパン〕）

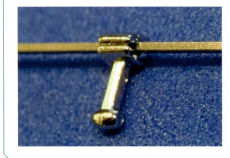

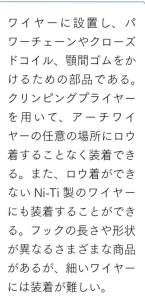

ワイヤーに装着した状態

ワイヤーに設置し、パワーチェーンやクローズドコイル、顎間ゴムをかけるための部品である。クリンピングプライヤーを用いて、アーチワイヤーの任意の場所にロウ着することなく装着できる。また、ロウ着ができない Ni-Ti 製のワイヤーにも装着することができる。フックの長さや形状が異なるさまざまな商品があるが、細いワイヤーには装着が難しい。

● リンガルボタン

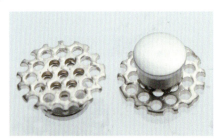

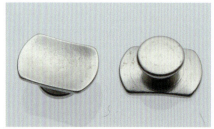

穴あきメッシュリンガルボタン（左）とウェルダブルリンガルボタン（右）
〔いずれもトミーインターナショナル〕

歯を牽引するパワーチェーンなどを設置するため、歯面に接着する。ボンディングタイプと、バンドに溶接して接着するタイプがある。

● 歯科矯正用アンカースクリュー

歯や歯列を牽引するためのパワーチェーンなどを掛けるチタン合金製のスクリュー。歯肉の上から埋入し、皮質骨との器械的な嵌合力によって維持される。長さやヘッドの形状が異なるさまざまな商品があり、目的や埋入部位に応じて選択することができる。

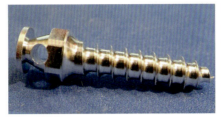
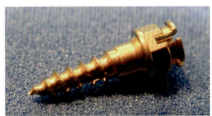
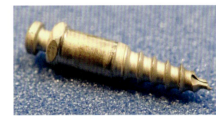

歯科矯正用アンカースクリューの例
左上：アブソアンカー〔松風〕
右上：オーソイージー〔フォレスタデント・ジャパン〕
右下：インデュースMS-Ⅱ〔ジーシーオーソリー〕

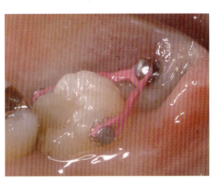

口腔内に埋入した歯科矯正用アンカースクリュー〔松風〕

● 口輪筋トレーナー

口唇周囲の筋肉をトレーニングすることで、口呼吸を改善する。トレーニングの効果は口唇閉鎖力測定器で定期的に測定し、継続的に記録する。

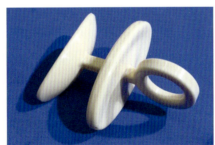
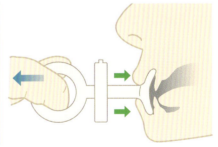

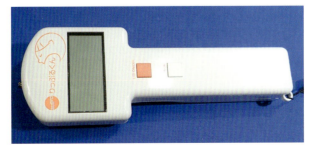

口輪筋トレーナーでのトレーニングでは、誤飲防止ストッパーつきのホルダー（写真左上）を口に入れ、唇を閉じて力を入れる。リングに指を入れて引っ張り、「1、2、3」とカウントする間、ホルダーが口から出ないようにすることで口輪筋の筋力増加を図る（右図）。
トレーニングの成果は口唇閉鎖力測定器（写真下）で継続的に記録していく。

（口輪筋トレーナー：りっぷるとれーなー、口唇閉鎖力測定器：りっぷるくん〔いずれも松風〕）

矯正歯科治療に用いるインスツルメント

● バンド装着や撤去などに用いるインスツルメント

〔写真はいずれも松風製品〕

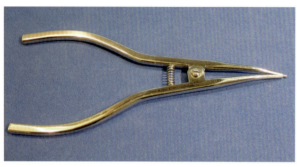
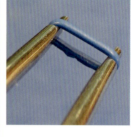

セパレーティングプライヤー

歯間分離時に、先端部にセパレーティングエラスティックを引っ掛けて歯に装着する。

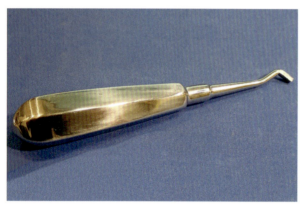
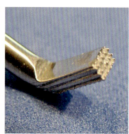

バンドプッシャー

バンドを歯に試適・装着する際に用いる。先端部をバンドの辺縁にあて、滑らないように押して装着する。辺縁隆線に先端部があたって意図する位置へバンドを挿入できない場合もある。無理に押して歯肉を傷つけないよう注意する。

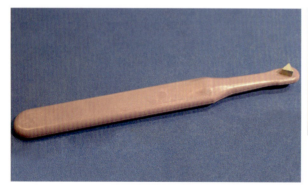
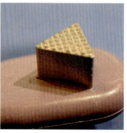

バンドシーター

バンドを歯に試適・装着する際、バンドプッシャーでバンドを歯にはめこんだ後に用いる。先端の金属部をバンドの辺縁にあて、患者に咬んでもらうことで、バンドを歯により適合させることができる。

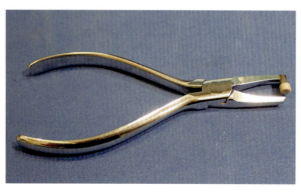
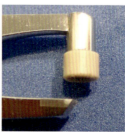

バンドリムーバー

バンドを歯面から撤去する際に用いる。咬合面部に先端の樹脂部分を、バンドの歯頸部にもう一方の金属部分をあてて挟み、引き上げることでバンドを撤去できる。その際、歯肉を傷つけないよう注意する。

1 | 矯正歯科治療に用いる器具

バンドカウンタリングプライヤー

バンドの変形を修正するために使用する。先端部の内側は溝状になっており、バンドの形状を回復しやすいようになっている。

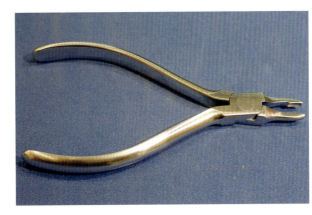
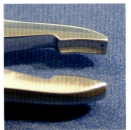

● ブラケットリムーバー

ブラケットリムーバー（メタルブラケット用）

メタルブラケットを除去する際に用いる。ブラケットを近遠心部から作業部で挟み、手に力をかけるとベース部分からボンディング材が外れ、容易にブラケット除去ができる。

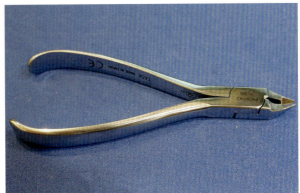
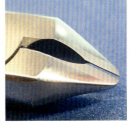

〔写真は松風製品〕

ブラケットリムーバー（セラミックブラケット用）

セラミックブラケットを除去する際に用いる。両端作業部の大きさが異なり、ブラケットの大きさに応じて使い分ける。使用時は、ブラケットをはめ込むように作業部を装着し、少しずつ回転するようにして用いる。

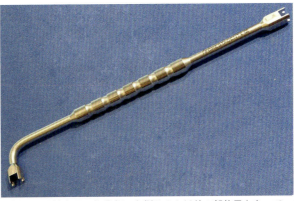
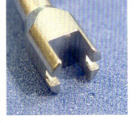

右側が下顎前歯用の作業部、左側はそれ以外の部位用となっている。
〔写真はフォレスタデント・ジャパン製品〕

● エッジワイズ装置に用いるプライヤー類　　　　　　　　　　〔写真はいずれも松風製品〕

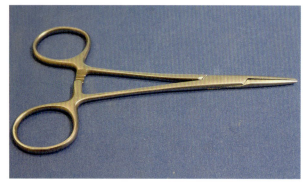 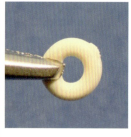

モスキートフォーセップス

結紮用のエラスティックを扱う際に使用する。先端が小さく、小さなものでも把持しやすい。

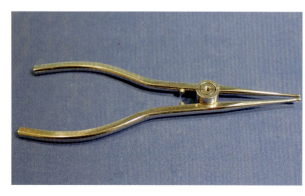 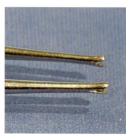

リガチャータイニングプライヤー

リガチャーワイヤーを用いて結紮する際に使用する。歯肉を傷つける危険があり、また口腔内で本器具を手のひらで回転させる動きが必要となるため、十分に練習を行ってから患者に使用する。

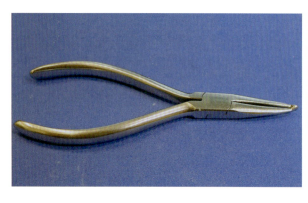 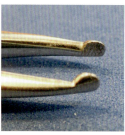

ホウプライヤー

アーチワイヤーを着脱する際に用いる。滑りやすいものや小さなものを把持しやすいよう、先端部に細かい凹凸が付与されている。

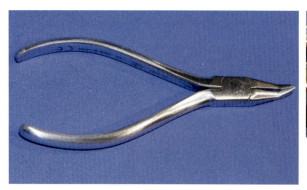 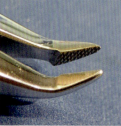

ユーティリティプライヤー

アーチワイヤーを着脱する際に用いる。滑りやすいものなどを把持しやすいよう、先端部に細かい凹凸が付与されている。ホウプライヤーより先端が細いため、装置の間隔が狭い部位にも使用できる。

1 | 矯正歯科治療に用いる器具

セーフティーホールドディスタルエンドカッター

口腔内に装着されたアーチワイヤーを切断するためのプライヤー。特にチューブの遠心部で切断する際に有用である。

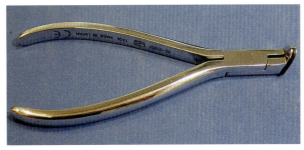

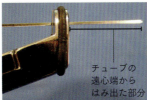
チューブの遠心端からはみ出た部分

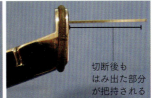
切断後もはみ出た部分が把持される

下：アーチワイヤーを切断しているところ。切断したワイヤーが保持されるため、咽頭方向へワイヤーが飛ぶ危険がなく、そのまま口腔外へ取り出すことができる。使用していると先端のゴム部分が劣化し切れることがあるため、交換時期に留意する。

ピンアンドリガチャーカッター

リガチャーワイヤーやエラスティックを切断する際に用いる。刃の先端が非常に小さく鋭利なので、メーカーが推奨しない太さのワイヤーは切断してはならない。

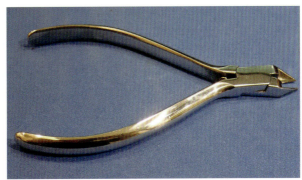
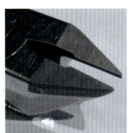

ライトワイヤープライヤー

ワイヤーベンディングで用いる。先端部分の断面は一方が丸く、一方が四角い形態をしている。それぞれワイヤーを丸く曲げたり、鋭角に曲げる際に使いわける。カッターが付いた製品もある。

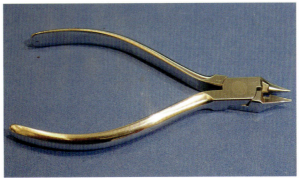
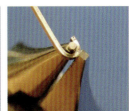
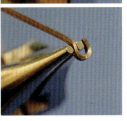

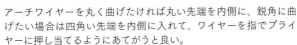
アーチワイヤーを丸く曲げたければ丸い先端を内側に、鋭角に曲げたい場合は四角い先端を内側に入れて、ワイヤーを指でプライヤーに押し当てるようにあてがうと良い。

ツイードアーチフォーミングプライヤー

アーチワイヤーにステップやトルクを付与する際に使用する。ツイードと称するプライヤーは他にもあり、このプライヤーではループをベンディングすることはできない。

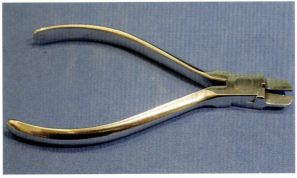
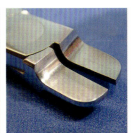

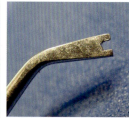
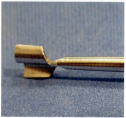

リガチャーディレクター

リガチャーワイヤーやエラスティックなどを所定の位置に押し込む器具。二股のカギ型とリガチャーワイヤーを結紮するための先端部を有する。

両端の先端部はそれぞれ違う形状をしている。二股の先端部（写真右上）は、ワイヤーを変形させ結紮しやすくする。もう一方のスクリュー状の先端部（写真右下）は、リガチャーワイヤーを絡ませて結紮することができる。

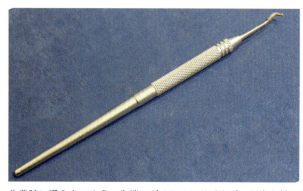
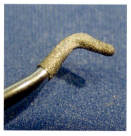

作業時に滑らないよう、先端にダイヤモンドパウダーが吹き付けられたダイヤモンドディレクターもある。

クリンピングプライヤー

クリンパブルフックをワイヤーに装着する際に用いる。独自の形態をした先端部がクリンパブルフックをワイヤーに圧接し、確実に固定することができる。

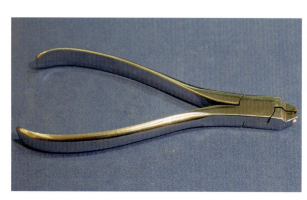
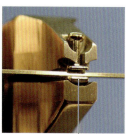

クリンパブルフック

レジンリムーバー

歯面に残留したレジンを除去する際に使用する。

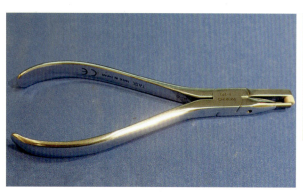
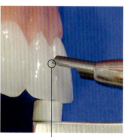

この部分で歯面に残ったレジンをこそげ取る

歯科矯正用アンカースクリュー埋入用ドライバー

歯科矯正用アンカースクリューの埋入や撤去に用いる。メーカーや製品ラインナップなどによって形状や太さが異なる。一般的なコントラに装着することで、ドライバーが入りにくい部位などに用いることができる製品（写真下）などもある。

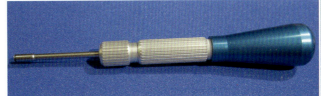
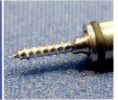

アブソアンカー用ドライバー

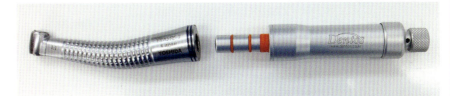

上：デントス ハンドコントラアングルドライバー
下：コントラアングルドライバー用チップ

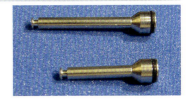

ハイトゲージ（ブーンゲージ）

切端や咬合面から距離を測って、ブラケットやチューブの位置づけを行う。基底面から3.5mm、4.0mm、4.5mm、5.0mmの高さに太い針がついている（基底面にも数値が表記されている）。

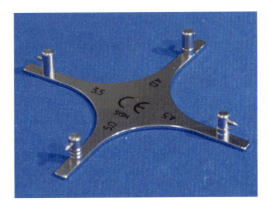
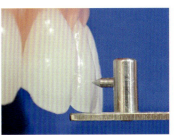

スポットウェルダー

バンドにチューブやリンガルボタンなどを溶接する際に使用する。垂直方向に開閉する電極に部品を合わせて挟み、溶接することができる。出力が大きすぎるとバンドに穴が開くため注意する。

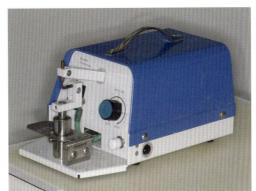

（写真はマイウェルダー）

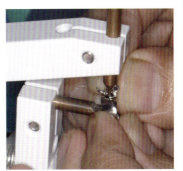

電極間にバンドとチューブを挟み（写真右上）、垂直方向に開閉する電極に挟み込んで溶接する（写真右下）。まず小さな出力で1点のみ仮留めとして溶接する（やり直す場合はユーティリティプライヤー等でチューブを回転させるように動かすと容易に外れる）。所定の位置に仮留めができたら出力を少し上げ、チューブの近遠心を数ヵ所溶接する。

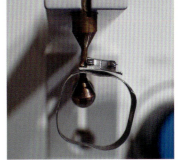

● 口腔内写真撮影用カメラ、口腔内写真撮影用ミラー、口角鉤

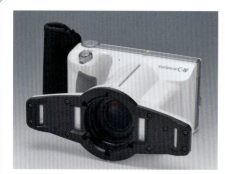

Eye Special C-Ⅳ〔松風〕

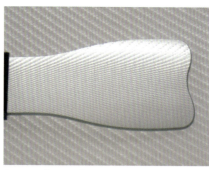

ウルトラブライトデンタルミラー
〔フォレスタデント・ジャパン〕

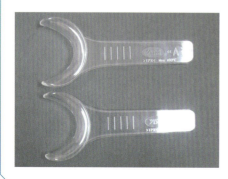

口角鉤〔YDM〕

スタッフ1人で的確に口腔内写真や顔面写真が撮影できるよう、簡便に使えるカメラを選ぶ。多くの機能があるカメラだと、撮影が難しくなり、良好な写真が撮れない。あらかじめ院内で練習として撮影し、評価し合うなどしておく。

2

一般歯科が知っておくべき
矯正歯科治療の基礎知識②

治療の流れと治療時期別にみるポイント

矯正歯科治療の流れ

● 矯正歯科治療のタイムライン

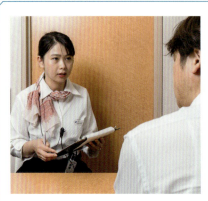

初診のカウンセリング、問診、インタビュー

主訴に基づいて問診を行う。まずは患者にとって心理的障壁の低い歯科衛生士が、治療にかかわる問診以外のことをインタビューで聞くことから始めるのも良い。　➡75ページ

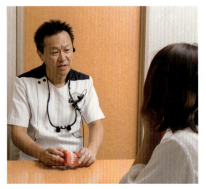

診断と治療計画の立案・説明

採取した資料を用いて現状の説明、治療計画、使用する装置、治療期間、費用などについて説明を行い、患者の治療に対する同意を得る。
➡97ページ

来院　①　②　③

資料の採得と分析

口腔内写真、顔面写真、セファログラム、パノラマエックス線写真、模型作成のための印象採得を行う。必要があれば顎関節部のエックス線写真、デンタルエックス線写真、CBCT などの資料を加える。　➡81ページ

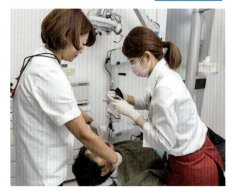

2 ｜ 治療の流れと治療時期別にみるポイント

手順をふまえて行おう

症例によってことなるが、矯正歯科治療の流れはおおむね下記のようになる。患者の希望や年齢、症状や治療側がもつテクニックなどにより、治療に使用する装置の種類等が異なる。

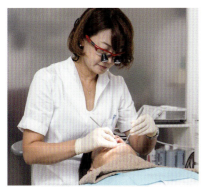

TBI／歯周基本治療

矯正歯科治療では装置装着により口腔清掃状況が悪化することがままあるため、術前に歯科衛生士による口腔衛生管理を的確に行う。歯周病患者には、歯周基本治療が終了しないと矯正歯科治療を行ってはならない。

➡103ページ

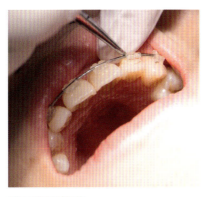

矯正装置装着

装着後は患者に装置の使い方や適切なホームケアのしかた、トラブルが起こったときの対処法、歯科医師によるチェックと歯科衛生士によるプロフェッショナルケアのため、来院の必要があることなどを伝える。

➡117ページ

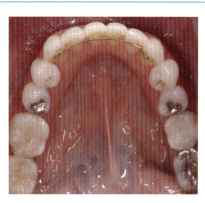

動的治療終了／保定

歯を動かすための矯正装置を撤去し、保定装置を装着する。患者のがんばりをいたわろう！

➡159ページ

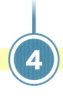 ④ 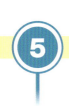 ⑤ ⑥ 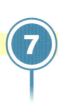 ⑦ ⑧ 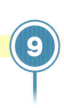 ⑨

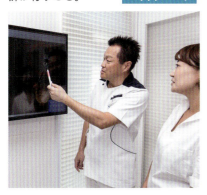

矯正装置の設計・前準備

分析結果や治療計画にしたがい、歯科技工士・歯科技工所とも協力しながら装置の設計・作製と装着までの準備を行う。矯正装置の選択と設計は歯科医師が行うこと。

➡111ページ

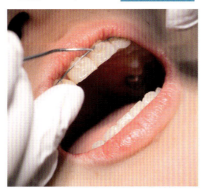

動的矯正歯科治療の開始

月1度の来院で装置や口腔内の調整・管理を行う。清掃状態が悪化するため、歯科衛生士によるプロフェッショナルクリーニングとモチベーションアップが重要となる。

➡151ページ

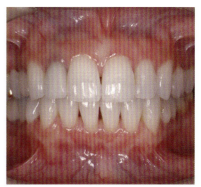

治療終了

動的治療と同程度の保定期間を経て治療を終了する。以降は、う蝕や歯周病予防を中心としたメインテナンスを継続的に行う。

➡163ページ

2つの治療時期 〔Ⅰ期治療／Ⅱ期治療〕

● 矯正歯科治療は時期により２つにわけられる

Ⅰ期治療　乳歯期や混合歯列期において、顎骨の健やかな成長を阻害する要素を取り除き、顎骨が本来の成長ができるよう図る治療、あるいは上下顎骨の大きさや位置のバランスが取れるよう、成長をコントロールしていく治療のことを指す。
　つまり、成長に合わせて咬合異常の因子を早期に摘み取っていくアプローチとなる。

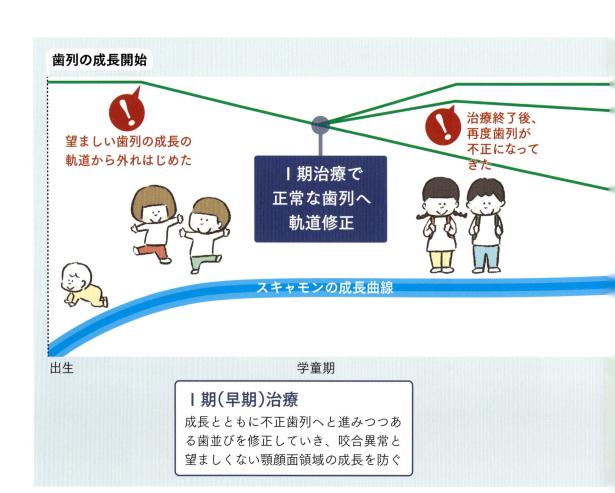

Ⅰ期（早期）治療
成長とともに不正歯列へと進みつつある歯並びを修正していき、咬合異常と望ましくない顎顔面領域の成長を防ぐ

口腔内の状態や成長に合わせて治療の必要性を考えよう

歯科矯正学では、乳歯期、混合歯列期、永久歯列期前期の、いわゆる成長期の患者に対する治療を便宜的にⅠ期治療と呼ぶ。また、永久歯列期に行う歯の排列をⅡ期治療と呼んでいる。

患者の口腔内の状態に合わせて治療の実施を決定するため、すべての患者の成長にⅠ期治療が必要なわけではない。またⅠ期治療を受けた学童期の患者すべてにⅡ期治療が必要というわけではなく、希望がなければⅠ期治療で終了する場合も多い。さらに成長期を過ぎた青年期以降の患者に矯正歯科治療が必要となれば、Ⅱ期治療から開始することになる。すべての患者に画一的なやり方で治療を行わないことも、理解しておこう。

Ⅱ期治療　永久歯列期で顎顔面部の成長発育がない状態において、エッジワイズ装置などを用いて歯を排列し、咬合・咀嚼機能を改善する治療を指す。重度の叢生や口唇の突出感の有無、上下顎骨のバランスなどを考慮し、抜歯を検討する場合がある。最近は、アライナーなどマウスピース型の装置を用いて歯を排列するケースも多く見られる。

加齢にともなって治療条件は悪くなり、歯内療法、歯周治療、補綴治療を併用する複雑な治療が必要となることが多い。また口腔内の状態や患者の希望により、全顎的あるいは部分的に歯を移動する矯正歯科治療となることもある（55ページ参照）。

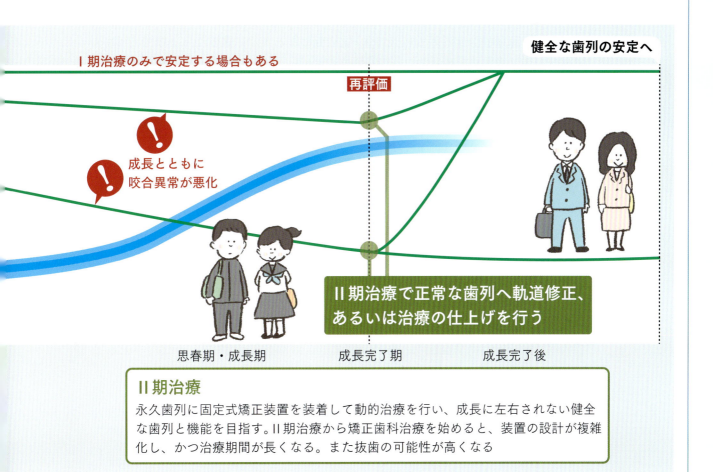

Ⅱ期治療
永久歯列に固定式矯正装置を装着して動的治療を行い、成長に左右されない健全な歯列と機能を目指す。Ⅱ期治療から矯正歯科治療を始めると、装置の設計が複雑化し、かつ治療期間が長くなる。また抜歯の可能性が高くなる

なぜ、成長期の子供たちにⅠ期治療が必要なのか

歯列、顎顔面、全身的な健康を導くための治療

筆者（Dr. 保田）は、Ⅰ期治療の意義と目的について、「子供たちの顎顔面の健やかな成長を阻害する因子や要素を、矯正歯科治療によって除去すること」と理解している。「Ⅰ期治療は効果がなく、しなくても良い」との考えをもって矯正歯科治療を行う歯科医師がいることも承知しているが、それでもなお筆者は、Ⅰ期治療を行うべきであると考えている。それは、Ⅰ期治療が口呼吸の予防・改善を含む全身的な子供の成長を、健康へと導くと考えるからである。

顎骨や歯列に大きな影響を及ぼし、全身的に悪影響を与えもする口呼吸が、現在の子供たちに少なからず認められていることが知られている（むろん咬合異常の原因は、口呼吸だけではない）[1]。口呼吸と歯列、成

● 口呼吸の歯列・顎顔面部への影響

低位舌になる

呼吸という日常的な行為（機能）が口呼吸となると、通常は口蓋に接する位置にある舌が、口から肺へ空気を送り込みやすくしようと下方に力なく位置するようになる（低位舌）。これによって弄舌癖を呈したり、下顎歯列の臼歯部に舌側傾斜が生じる。

上顎歯列がV字型となる

低位舌になると、口蓋側から上顎歯列へ舌圧がかからず、頬圧がかかっている歯列を押し戻すことができないため、口蓋が拡大せず、V字型の歯列となる。また上顎の犬歯間幅径が狭くなり、上顎前歯部に叢生や前突が生じることが多い。

咬合異常を呈する

弄舌癖などによって舌が前方に位置すると、開咬を呈する。また気道を拡げようとして下顎位が前方寄りとなると、反対咬合となりやすい。ほかにも舌位、顎位によってさまざまな咬合異常が生じる。

口唇周囲筋の筋力が落ちる

口を閉鎖すると呼吸ができないため、口輪筋が弛緩したままとなって筋力が落ち、厚みも薄くなる。また口角も下がりやすい。

---

*1　石川 純. 鼻呼吸と口呼吸. 北海道歯誌 1983;(4):1-8.
*2　宮崎総一郎, 千葉伸太郎, 中田誠一（編）. 小児の睡眠呼吸障害マニュアル. 東京：全日本病院出版会, 2012.

長との関係は後に詳述するが、この口呼吸を改善できる手段のひとつに、矯正歯科治療がある。つまり歯科医療者が口呼吸を改善し、子供たちの全身的な健康に寄与できうるのである。寄与できるのであればすべきであり、矯正歯科治療がさらに有意義な治療になると考える。

● **鼻呼吸のメリット**

鼻呼吸は、吸気が大きな鼻腔を通ることでその温度や湿度が適切になり、さらに空気中のごみや細菌が除去されるため、体に適した空気を体内に入れることができる。また吸気の際、体内と違う温度の空気が入った鼻腔内の血管から熱が奪われることで頭が冴え、集中力が持続される[*2]。

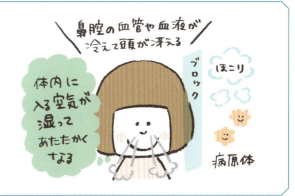

咽頭部に影響する

咽頭部には多くのリンパ組織が集まっている。いわゆる「スキャモンの臓器発育曲線」では、リンパ組織は、成人を100%としたとき、6歳で80〜90％まで発育し、12歳で一時190％になるとされている[*3]。その時期に、口呼吸によって乾いた空気が咽頭へ常時流入すると、扁桃がさらに大きくなって気道が狭くなり、ますます鼻呼吸がしにくくなる。また扁桃が腫れることで耳管咽頭孔が塞がれ、中耳に炎症が波及したり、圧力の調節ができなくなって飛行機やトンネル内で耳に痛みが生じるといった症状が起こる。

口蓋が深くなり、鼻中隔が湾曲する

口呼吸で口蓋に舌が接していないと、歯列に頬圧が強く作用するため、両側から押されて口蓋が深くなり、高口蓋となる。さらに鼻腔が圧迫されて狭くなり、鼻中隔が湾曲する。その結果鼻がつまりやすくなる。

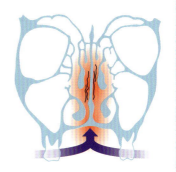

嘔吐反射が起きやすい？

口呼吸の患者に印象採得する際、嘔吐反射が起きやすいという臨床実感がある。いつも舌が触れていない領域が印象材で覆われることで生じる反射や、呼吸できないことへの恐怖によるものではないかと考える。

＊3　Scammon RE. The measurement of the body in childhood. In: Harris JA, Jackson CM, Patterson DG, Scammon RE(eds.). The Measurement of Man. Minneapolis: University of Minnesota Press, 1930.

● 口呼吸の歯科的・全身的な影響*

鼻呼吸がしづらくなる（口呼吸による影響も含む）

無理に鼻呼吸を行う

寝ているのに、疲労が蓄積！

詰まった鼻で無理に呼吸すると、首、肩、胸、背中、腹などの筋肉を思いきり使って空気を吸い込み、吐くこととなる。これによって、快眠がさまたげられたり、寝ている間にも疲労が蓄積する。

おねしょが多くなる!?

胸腔を大きく膨らませた（息を吸う）あと、小さくなるまで絞る（息を吐く）という動作は、胸腔内にある心臓にも影響が及ぶ。胸腔の動きにともなって心臓が大きく膨らんだりしぼむことにより、心臓が全身に送り出す血流量が増加する。それに反応した腎臓は血液中の水分を抜き取り、血液量を減じる。その水分は膀胱に尿として送られる。その結果、夜中にトイレに起きたり、おねしょが多くなってしまう。

- 睡眠の質が悪くなり、疲労する
- 程度はさまざまであるが、睡眠障害が生じる

➡ 成長期の睡眠障害は身体的・精神的な成長を阻害し、子供たちの健やかな成長を妨げる。

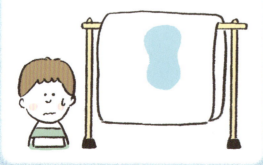

口呼吸を行う

- 口腔内が乾燥する
- 乾燥によって口臭や口腔内の易感染性が昂じる
- 直接空気が肺に入ることによって易感染性が昂じる
- 直接空気が体内に入ることによってアレルギーが発生しやすくなる
- 唾液減少によるう蝕、歯周病の増加
- 咬みあわせる時間が減ることによって、歯列不正や顎関節症、口唇周囲筋の筋力減少が生じやすくなる
- 咽頭など軟組織に炎症が起きやすくなる
- 軟組織の炎症からいびきなどが生じる
- 軟組織の炎症から無呼吸症候群が生じる
- いびき・無呼吸症候群によって睡眠の質が低下し、睡眠障害が発生しやすくなる
- 睡眠障害により子供たちの心身の成長が障害される
- 呼吸しやすいように（気道を拡げようとして）猫背の体勢になりやすい。すると前傾した頭を支えるため、座っているときに頬杖をつきやすくなる（＝歯列に影響しやすい動作の習慣化）

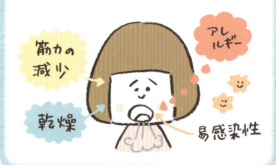

*宮崎総一郎，千葉伸太郎，中田誠一（編）．小児の睡眠呼吸障害マニュアル．東京：全日本病院出版会，2012．

Ⅰ期治療について

Ⅰ期治療のポイント

子供たちの健やかな成長を見守り、あるときは正す

筆者（Dr. 保田）が好んで著書などに記す、「子供たちの健やかな成長を願って」という言葉は、Ⅰ期治療の目的を表す究極の表現である。成長期における咬合の管理に必要な知識や咬合異常の芽に気づく目をもつことは、歯科医師のみならず歯科衛生士の責務でもある。

この時期の患者は、本人の意思ではなくわが子の口腔内の状況を心配した保護者に連れられて来院する（筆者の実感として、このように歯並びを気にして来院するケースが昔より多くなってきている）。

そうした保護者の訴えや患者の変化に応じ、歯科医療にかかわる者として的確なアドバイスをするには、正しい知識を身につけることが大切なのは言うまでもない。アドバイスをする際は、要点を押さえてわかりやすく話ができる会話力が重要なカギとなる。

● Ⅰ期治療を行うメリット

1. 顎顔面の健やかな成長を阻害する因子を取り除くことができる
2. 咬合の鍵となる上下顎第一大臼歯の咬合の管理ができる
3. 萌出してきた位置異常歯に早期に対応できる
4. リーウェイスペース※を管理して側方歯の萌出障害を予防できる
5. より良い永久歯列の咬合へと誘導できる

※リーウェイスペース：乳犬歯（C）・第一乳臼歯（D）・第二乳臼歯（E）の歯冠近遠心幅径の総和と、永久犬歯（3）・第一小臼歯（4）・第二小臼歯（5）の歯冠近遠心幅径の総和の差を示す（C＋D＋E＞3＋4＋5）。また（C＋D＋E）−（3＋4＋5）の値は上顎約1mm、下顎約3mmとされる。この差によって、第二乳臼歯が抜けると下顎第一大臼歯が上顎第一大臼歯より近心に移動し、正常な大臼歯関係が確立する。ただし、前歯が大きいと叢生の緩和にこのスペースが使われてしまうため、大臼歯関係の改善が必要となることが多い。またリーウェイスペースは、「前歯が適切に排列されかつC〜Eが存在していれば、側方歯部で叢生は生じない」ことを意味する。もし乳臼歯がう蝕に罹患し、その影響で第一大臼歯が近心傾斜する、あるいは第一大臼歯が本来の萌出部位より近心側に萌出するとリーウェイスペースは狭くなり、側方永久歯群に叢生が生じる可能性があるだけでなく、第一大臼歯が正しく咬合することができなくなる＊。

● こんな患者に適応できる

1. 口呼吸によって歯列や顎骨が変形しかけている
2. う蝕により第一大臼歯が近心傾斜を起こし、第二小臼歯の萌出余地がない
3. 咬合異常が認められる（反対咬合や上顎前突、叢生、開咬などすべての咬合異常）
4. 滑舌が悪く、正しい発音ができない
5. 上顎犬歯が近心寄りに萌出し、側切歯の歯根を吸収しかけている

● Ⅰ期治療での注意点

1. 全体の治療期間が長くなる
2. 成長や、萌出してくる歯の位置や大きさを正確に予測することはできない
3. 勉強や部活動のために、来院が困難になることがある
4. 装置によって痛みを生じることがある
5. Ⅰ期治療だけで終了できない場合がある

＊高橋正光, 保田好隆, 武内 豊, 齋藤 茂, 渡辺隆史. 矯正臨床―般歯科医のための理論と実務. 東京：デンタルダイヤモンド社, 2013.

● Ⅰ期治療の手順

来院

歯科に慣れてもらう

患者にはまず、これから通院する歯科医院に慣れてもらうことが肝要である。最初にコミュニケーションの機会を失うと、以降の治療に支障をきたすことが多い。場合によっては、歯科医院に恐怖を覚えて、通えなくなる場合もある。チェアに座ること、歯科医師や歯科衛生士に口の中を見せたり、触らせることは怖くないと認識させるために、まず日常的な会話でコミュニケーションを図り、次に歯ブラシをもたせて磨いてもらうなどして、時間をかけつつハードルを低くすることから始める。

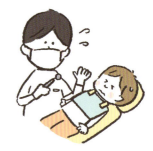

1 TBI

矯正歯科治療前、矯正装置が口腔内に入っていない状態でTBIを行う。あらかじめ口腔衛生状態の改善・維持を本人と保護者に伝える。

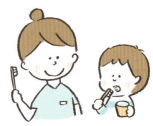

2 上顎の拡大をしながら鼻呼吸を促進する

口呼吸の改善のため、スケルトンタイプの拡大装置を用いる。反対咬合の場合には、リンガルアーチなどを用いて被蓋の改善を行うこともある。

3 下顎大臼歯のアップライト（下顎歯列の拡大）

下顎の拡大は傾斜移動となる。床拡大装置、バイヘリックス装置、スクリューを用いた固定式矯正装置、リンガルアーチなど、術者が使用しやすく、患者に適応した装置を選択すると良い。

```
        上顎の拡大
            │
            │ 1〜2ヵ月
            ▼
        下顎大臼歯のアップライト
   ┌────────┴────────┐
   │                    │
 一時ストップ          アップライト
   │                   するまで
上下顎第一大臼歯
が正しく咬合する
状態まで
   │                    │
   ▼                    ▼
  保定                  保定
 3〜5ヵ月              3〜5ヵ月
```

矯正装置を撤去し、残った咬合異常に対してアプローチを行う（次ページ参照）

4 保定

上顎の拡大が終了後3〜5ヵ月は装置を装着したままにする。この時点で口呼吸や舌位が改善されたら、顎位も変化することが多い。再診断を行い、残る咬合異常に対するアプローチを開始する。

第一大臼歯が近心傾斜や上顎第二乳臼歯の早期喪失で萌出できない場合の治療手順について

第一大臼歯が近心傾斜して萌出できない場合

❶ 第二乳臼歯が拡大に使用可能なら、当該歯を支台として拡大を行った後に抜去し、第一大臼歯の萌出を待つ

❷ 第二乳臼歯が支台として使用できないようであれば抜去し、第一大臼歯の萌出を待ってから拡大を行う

第二乳臼歯が早期喪失した場合

近心に転位した第一大臼歯を支台として拡大を行う

スペースリゲーナーやディスタルエクステンションリンガルアーチなどを用いて、第一大臼歯を正常な位置に移動させる

5 観察

これらの治療を行った後、乳歯から永久歯への交換や成長の観察を行う。審美的、機能的な満足が患者に得られたら、治療を終了する。急速な成長や患者の満足が得られないなど、さらに治療が必要な場合は、Ⅱ期治療へと進む。

2 | 治療の流れと治療時期別にみるポイント

● Ⅰ期治療で保定後に残った咬合異常へのアプローチ

反対咬合が残ったら

リンガルアーチや床装置を用いて被蓋の改善を行う。ただし、骨格性あるいは家族歴のある下顎前突の場合は、被蓋改善と同時に上顎前方牽引装置を用いて、上顎骨の前方への成長を促進させる（上顎の拡大も同様に行う）。これは上顎骨の成長期に行うことが望ましい。大きな下顎骨を小さくしたり、大きくなろうとする下顎骨の成長を抑制することはできないと考えておくと良い。

上顎前突が残ったら

すでに歯列は拡大されているため、スペースがあればそれを利用して上顎前歯部を後方に牽引する。下口唇を上下顎前歯の間に挟んでいるような症例では、特徴的に上顎前歯部の唇側傾斜と下顎前歯部の舌側傾斜が認められる。下口唇の排除は、リップバンパーなどを装置に組み込んで行うと良い。

開咬が残ったら

まず舌位の不正を疑う。第一選択としては、舌位の改善と鼻呼吸の促進を考えるべきであり、上下顎前歯部に顎間ゴムをかけて歯を挺出させることで閉じようとしてはならない。拡大ずみであれば、MFTを行うなどして舌位の改善に努める。機能改善を無視して形態を整えようとしてもうまくいかないことが多く、できたとしても後戻りが生じやすいことを念頭に置く。

叢生が残ったら

前歯部にブラケットやマウスピースタイプの矯正装置を用いて排列する。治療開始のタイミングによっては、上顎犬歯が低位で萌出し、結果としてⅡ期治療が必要となる場合もある。なお下顎前歯部は、舌が正しく機能しており、上顎前歯部が適切に排列された状態であれば、自然に整うことが多い。

埋伏歯があったら

埋伏歯は、第三大臼歯以外では上顎中切歯や犬歯などに見られることが多い。患者や保護者から埋伏歯治療の同意が得られたら、まず牽引するためのスペースを確保してから、外科的侵襲を最小限にするためCBCT撮影を行ったのち、開窓牽引を行う。このとき牽引装置（リンガルアーチやエッジワイズ装置など）はあらかじめ用意しておく。開窓したら当該歯に牽引用のボタンを接着し、リガチャーワイヤーで牽引用のフックを粘膜上に位置させたうえで、パワーチェーンやエラスティックスレッドなどを用いて即時に牽引を行う。埋伏歯の深さによっては、ボタンを光重合型ボンディング材で接着しようとしても光照射が届かず硬化しない場合がある。その際はプラスティック製のボタンやボンディング材を盛り上げるように用い、その上にボタンを接着する。

- **I期治療で保定後に残った咬合異常へのアプローチ［つづき］**

欠損歯があったら

欠損部分を歯の移動で詰めて小さな歯列に仕上げるか、欠損部分に将来補綴治療を施して、患者の口に合った大きさの歯列を与えるか、いずれかの方法をとる。筆者は睡眠時無呼吸症発症の予防が図れるため、後者を推奨する。欠損から時間が経つと欠損部位の海綿骨が減じてしまうため、補綴処置の直前に欠損部位へ隣在歯などを移動させると、インプラント治療を有利に進めることができる。

骨格性に下顎骨が小さい場合

背が伸びる時期（＝下顎骨が成長する時期）に、下顎の成長を促進する装置（アクチベータ〔FKO〕や咬合斜面板など）を用いる。

口呼吸の治療

上顎の骨格的な拡大による口呼吸の改善

1960年代のアメリカで、上顎を急速拡大すると鼻腔も拡大することが報告されて以降[1]、近年に至っても、上顎をスクリューつきの固定式装置（スケルトンタイプの拡大装置）で拡大することで気道や鼻腔も拡大することが、セファログラムやCBCTによって報告されている[2]。

筆者らは同装置を用いた上顎の緩徐拡大を、II期治療を非抜歯で排列するための準備ではなく、あくまでも口呼吸の改善と考えて行っている。本装置は、両側の大臼歯あるいは第二乳臼歯を後方の固定源として、両側の小臼歯あるいは犬歯を前方の固定源として用い、中央部のスクリューを回転させることで正中口蓋縫合が拡大され、歯列が頰側へと拡大される。このように鼻上顎複合体を側方に骨格的に拡大することで鼻腔がわずかに拡大され、鼻から空気が流入しやすくなり、口呼吸の改

- **スケルトンタイプの拡大装置**（120ページに詳解）

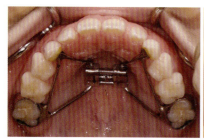
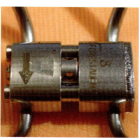

筆者らが使用している製品（スナップ-ロックエクスパンダー〔フォレスタデント・ジャパン〕）は、中央部のスクリューを360°回転させると、0.9mm拡大できるしくみになっている。スクリューを回すキーを差し込む穴が90°に1つ付与されており、1/4回転させると0.225mmの拡大ができる。この拡大用スクリューにはロック機構があり、拡大した歯列が自然に戻らないようくふうされている。

＊1　Haas AJ. Rapid expansion of the maxillary dental arch and nasal cavity by opening the midpalatal suture. Angle Orthod 1961;31(2):73–90.
＊2　Iwasaki T, Saitoh I, Takemoto Y, Inada E, Kanomi R, Hayasaki H, Yamasaki Y. Improvement of nasal airway ventilation after rapid maxillary expansion evaluated with computational fluid dynamics. Am J Orthod Dentofacial Orthop 2012;141(3):269-278.
＊3　William R.Proffit（著），高田健治（訳）．新版 プロフィトの現代歯科矯正学2004．東京：クインテッセンス，2004；257-261,510-515.

善につながる。それにともない多くの場合で舌位が改善し、扁桃の炎症が軽減する。また口呼吸しやすいよう高口蓋となっていた口蓋の深さが改善される。ただし、実施中には耳鼻科との連携を忘れてはならない。

舌位が改善しない患者に対しては、MFT（筋機能訓練）を行うことが望ましい。あるいは拡大しながらMFTや口輪筋トレーナー（25ページ参照）などを活用し、口腔周囲筋を賦活化することも有効である。

● 急速拡大 vs 緩徐拡大

急速拡大

急速拡大は1日2回の割合で行う。スケルトンタイプの拡大装置を用いた場合、1週間で0.225mm×2（回）×7（日）＝3.15mm 拡大できる。

Proffitによると[*3]、急速拡大では4.5～9kgの力をかけ、結合している骨片に対して微小骨折を生じさせて拡大が行われるため、組織の破壊が大きい。そのため縫合部の離開がエックス線写真で明確に確認でき、上顎に正中離開が生じるとされる。

緩徐拡大

緩徐拡大は、拡大量が1週間1mm以下の、骨組織の形成速度に近い速さの拡大方法で、スケルトンタイプの拡大装置を用いた場合、1週間で0.225mm×2～3（回）＝0.45～0.675mm 拡大できる。正中口蓋縫合が順応できる割合で拡大されるため、組織の離断や出血、破壊も最小限に抑えることができる。この方法は、骨格性と歯性の両方の変化が生じるとされるが、エックス線写真において縫合部の離開は明確に確認できず、また正中離開も生じずにすむことが多い。

臨床的には急速拡大と緩徐拡大のどちらを採っても、拡大の結果は同じとされているため[*3]、筆者らは組織に優しいとされる緩徐拡大を行っている。

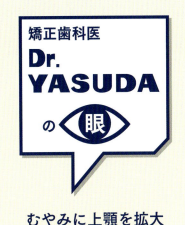

矯正歯科医 Dr. YASUDAの眼

むやみに上顎を拡大しすぎるべからず

たとえば重度の叢生症例や口元が前突している症例に対して、改善に必要なスペースを拡大によって得ようとするのは難しい。下顎骨には縫合がなく、上顎骨と同じようには拡大できないからである。下顎の拡大は歯列の頬側への傾斜によって達成できるが、やみくもに上顎をどんどん拡大していけば、どうなるだろうか？

予想1　下顎を上顎の拡大に追いつかせると、臼歯部が頬側に傾斜しすぎて、本来の機能が果たせなくなる。

予想2　上顎に対し下顎の拡大が追いつかなければ、上顎歯列に下顎歯列がすっぽりと入りこむシザーズバイトになる。臼歯部は咬合を失い、別の咬合異常をつくってしまう。

こうなると、改善は非常に難しい。これを防ぐため、筆者は下顎大臼歯が臨床的にアップライトした状態に上顎を合わせるようにしている。つまり、非抜歯では適切に排列できない症例、拡大しても抜歯となる場合があるというわけである。そのため抜歯治療の方法を学ぶ、矯正専門医と連携を取り手に負えない難症例は矯正歯科治療を引き継いでもらう等の対応が必要である。

次ページ症例1は、Hellmanの分類（下表参照）[1] ⅢA期の症例である。前歯が萌出するこの時期は、保護者が子供の咬合状態の異常に気付きやすく、矯正歯科治療の相談を目的に来院するケースも多い。また、口呼吸が原因となって咬合状態が悪化していることも少なくないため、介入と治療には良い時期といえよう。鼻呼吸がしにくいことから、呼吸を確保しようと下顎を前方に位置させ、それが不正咬合へつながっていることも考えられるため、筆者（Dr. 保田）はまず、上顎をスケルトンタイプの拡大装置で拡大することから治療を開始することが多い。

　またこの時期に前歯部が反対咬合であると、上顎前歯が舌側に傾斜し、早期接触を起こすことが多い。前歯部が早期接触しているということは、臼歯部は咬合していないということである。臼歯部を咬合させようと下顎を前方に移動させた結果、前歯部が反対咬合を呈したというケースもよくある。こうした不正咬合では、上顎前歯部を舌側から押して傾斜させ、被蓋を改善する方法が採られる。

　乳歯列の反対咬合に関しては、下記のことも知っておこう。

- 前歯部が永久歯に交換する際に、自然に治癒する可能性がある [2]
- 乳歯の反対咬合を治療しても、永久歯が反対咬合にならない保証はない

　これらを勘案したうえで、患者が友だちから口元に関して気に障るようなことを言われるなどの心理面に影響の及ぶ背景がある場合は、矯正歯科治療を開始すべきである。

● Hellman の分類〔咬合発育段階〕[1]

ⅠA	乳歯萌出前
ⅠC	乳歯咬合完成前
ⅡA	乳歯咬合完成期
ⅡC	第一大臼歯萌出開始期
ⅢA	第一大臼歯萌出完了、前歯萌出中または萌出完了期
ⅢB	側方乳歯群脱落・後継永久歯萌出期
ⅢC	第二大臼歯萌出開始期
ⅣA	第二大臼歯萌出完了期
ⅣC	第三大臼歯萌出開始期
ⅤA	第三大臼歯萌出完了期

＊1　Hellman M. An introduction to growth of the human face from infancy to adulthood. Int J Orthod Oral Surg Radiol 1932;18:777-798.
＊2　須佐見隆三，中後忠男（監修）．歯科矯正臨床シリーズ1 反対咬合　その基礎と臨床．東京：医歯薬出版, 1976.

2 | 治療の流れと治療時期別にみるポイント

> 症例1 口呼吸をともなう成長期における軽度の叢生症例

患者は7歳6ヵ月の男子。主訴は歯並びが気になるので相談したいとのことであった。特筆すべき病歴や家族歴はないが、習癖として口呼吸があり、現在は平癒しているものの、幼児期に慢性鼻炎で内科に定期的に通院していたとのことであった。

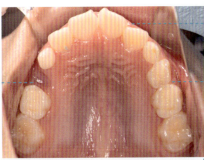

上顎前歯部に叢生、1|1に唇側傾斜と捻転

D|は抜歯ずみ

上顎歯列弓はV字型で高口蓋である

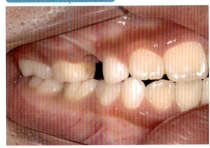

ターミナルプレーンは近心階段型

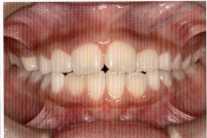

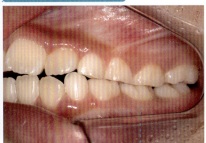

前歯部歯肉にメラニン色素沈着（口呼吸の特徴）*3

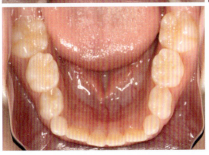

ターミナルプレーンは近心階段型

症例1a｜術前の口腔内写真
ターミナルプレーンは両側ともに近心階段型で、上顎前歯部に叢生を認めた。上顎歯列弓の形態はV字型であった。1|1は唇側傾斜と捻転を認め、また前歯部に早期接触がみられた。D|は歯根吸収が著しいため抜去した。

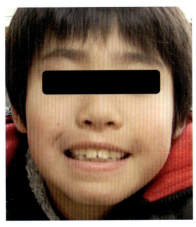

症例1b｜術前の顔面写真
左右対称で顔面の正中に対しオトガイの偏位を認めなかった。ただし口唇閉鎖時に口腔周囲筋の緊張が認められた。

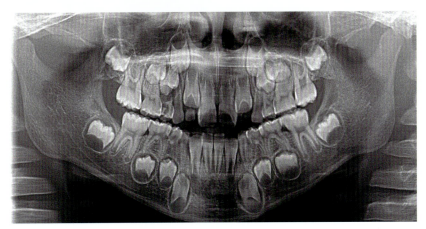

症例1c｜術前のパノラマエックス線写真
欠損歯や過剰歯、明らかな歯や歯胚の位置異常は認められなかった。D|にう蝕と根尖病変、早期の歯根吸収を認めた。

---

*3 三浦梢, 大谷聡子, 鈴木淳司, 海原康孝, 光畑智恵子, 小西有希子, 河村誠, 香西克之. 小児の歯肉のメラニン色素沈着に関する研究. 小児歯誌 2011;49(1):11-19.

47

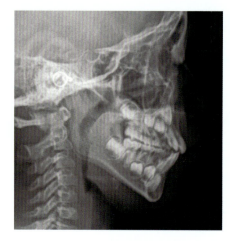

計測項目	計測値	標準値	偏差
SNA	78.0	81.8	3.67
SNB	74.5	76.9	3.43
SN-MP	40.0	37.6	4.21
FH-MP	27.0	30.3	4.69
Go A.	125.0	126.9	5.18
ANB	3.5	4.9	1.93
U1-SN	101.5	100.8	4.98
U1-FH	114.0	108.1	4.29
L1-FH	55.0	57.7	6.90
L1-MP	98.1	91.9	7.27
IIA	121.0	129.4	9.74

（表内の用語は93ページに詳解）

症例1d｜術前のセファログラムと分析値

骨格系： SNA、SNB、ANBともに標準的で骨格性1級を示していた。SN-MP、FH-MPも標準的でアベレージアングルを示した。

歯系： U1-FHは114°で上顎中切歯の唇側傾斜を認めた。L1-FH、L1-MPは平均的で、下顎中切歯歯軸は標準的であった。Eラインに対し上唇は2.6mm、下唇は7mmの突出を認め、側貌はconvex type（凸型）であった。気道が閉塞している所見も認めた。

プロブレムリスト

模型分析所見はoverjet 3.5mm、overbite 0.5mm、アーチレングスディスクレパンシーは上顎 -2.0mm、下顎 -1.0mm、歯の大きさは標準的であった。
機能的な問題を認めず、下顎位は安定しており、顎関節症状を認めない。
分析結果よりプロブレムリストは以下のようになった。

- 口呼吸と上顎のV字型歯列弓
- 上顎両側中切歯の唇側傾斜と捻転
- 軽度のスペース不足と D| の早期の歯根吸収

以上より、口呼吸をともなう成長期の骨格性1級アベレージアングル症例と診断した。

治療計画

上顎はスケルトンタイプの拡大装置、下顎はバイヘリックス装置にて D| の保隙と歯列弓の拡大を計画した。上顎は拡大用スクリューを1週間に2度1/4回転させる緩徐拡大を選択し、下顎は装置を月に1度外し活性化することとした。拡大量は上顎で3～4mmに設定し、下顎は上顎の拡大に合わせ臼歯部をアップライトさせる。拡大後に下顎位と上顎前歯部の歯軸を再評価し、必要であればマルチブラケット装置で上顎前歯部のレベリングを行う。下顎口唇閉鎖と鼻呼吸を習慣化するため、リップトレーニングを中心としたMFTの実施も計画した。

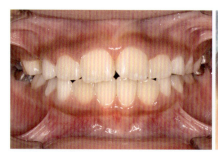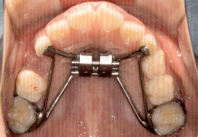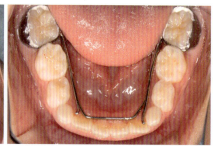

症例1e｜治療開始時
上顎にスケルトンタイプの拡大装置を装着した1ヵ月後に下顎にバイヘリックス装置を装着し、上下顎の拡大を開始した。

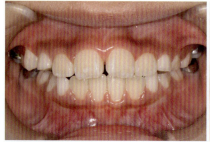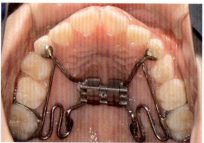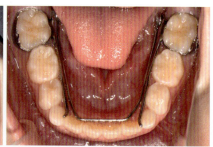

症例1f｜上下顎の拡大終了（写真は治療開始後7ヵ月、拡大終了後3ヵ月時点のもの）
上顎は約5ヵ月かけ約4mm拡大させた。また並行してリップトレーニングを中心にMFTも行った。拡大途中に上顎の拡大装置が破損したため、再作製を行っている。拡大終了後、装置を装着した状態で上顎は約3ヵ月、下顎は約6ヵ月の保定を行った。

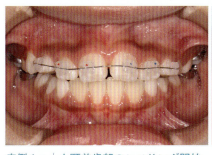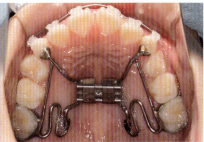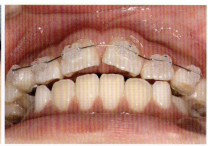

症例1g｜上顎前歯部のレベリング開始

治療開始後10ヵ月、上顎の保定終了後1ヵ月。上顎前歯部にマルチブラケット装置を装着し、スケルトンタイプの拡大装置を固定源とした上顎前歯部のレベリングを開始した。上顎の拡大によってわずかではあるが下顎が後退し、結果として初診時に認められた前歯部の早期接触がなくなった。

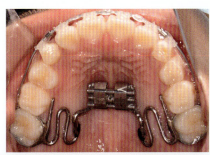

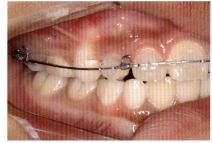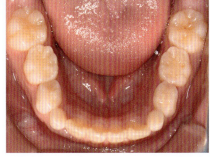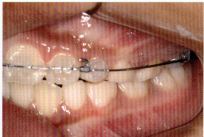

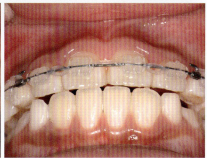

症例1h｜上顎前歯部の歯軸修正

治療開始後1年2ヵ月。レベリング終了後、唇側傾斜している上顎前歯部の歯軸を是正を目的に、6|6 のフックと C2|2C 間のクリンパブルフックでパワーチェーンを設置し、上顎前歯部の後方移動を行った。ここでもスケルトンタイプの拡大装置を固定源とし、大臼歯関係が変化しないよう注意した。

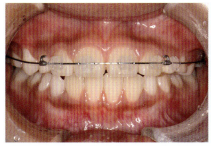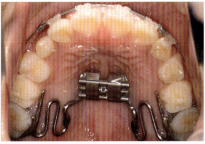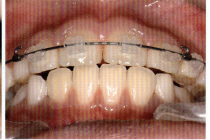

症例1i｜上顎前歯部排列終了時

治療開始後1年4ヵ月。上顎前歯部の歯軸の適正化を確認し保定に移行した。上顎にはラップアラウンドリテーナーを装着した。

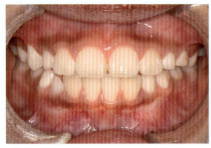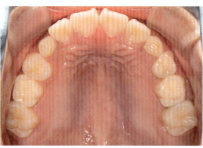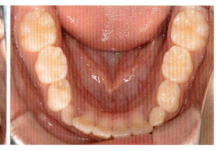

症例1j｜I期治療終了時

治療開始後1年5ヵ月。初診時に認められた上顎前歯部の叢生と唇側傾斜は改善し、V字型の歯列弓は正常な形態に変化した。下顎臼歯部の傾斜移動により、下顎もわずかではあるが拡大を認めた。

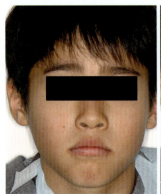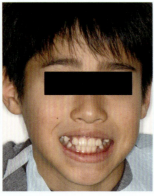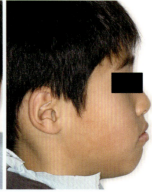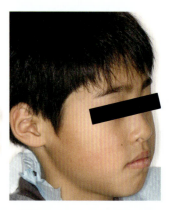

症例1k｜I期治療終了後4ヵ月の顔面写真

初診時に認められた口唇閉鎖時の口腔周囲筋の緊張は残存するものの、口呼吸の改善と鼻呼吸の習慣化を確認した。

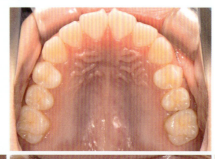

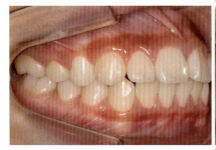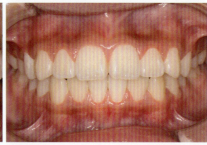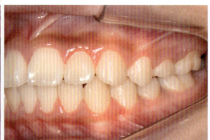

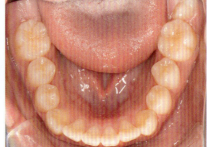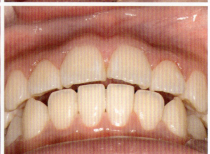

症例1l｜I期治療終了後2年2ヵ月の口腔内写真

現在、患者は11歳3ヵ月である。大臼歯関係と犬歯関係はI級、正中線は一致しており良好な状態である。今後は第二大臼歯の萌出も含め注意深く成長を観察していくことが必要である。

症例2 成長期の過蓋咬合症例

患者は8歳9ヵ月の男子。主訴は歯並びを学校歯科健診にて指摘されたとのことであった。特筆すべき病歴や家族歴はない。習癖として口呼吸が認められた。

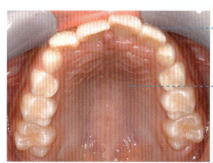
- 前歯部に叢生
- 高口蓋
- 過蓋咬合、歯肉にメラニン色素沈着

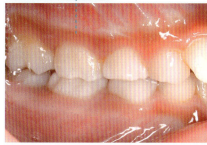
ターミナルプレーンは遠心階段型

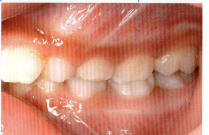
ターミナルプレーンは垂直型

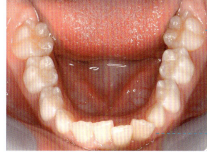
- 大臼歯部の舌側傾斜
- 前歯部に叢生

症例2a｜術前の口腔内写真
前歯部は過蓋咬合を呈し、ターミナルプレーンは右側が遠心階段型、左側が垂直型で、上下顎前歯部に叢生を認めた。下顎大臼歯部の舌側傾斜が認められ、上下顎前歯部にメラニン色素の沈着が認められた。

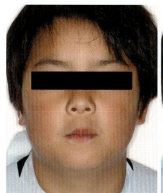
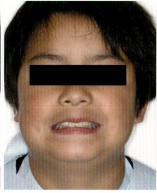
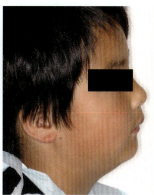
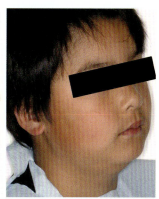

症例2b｜初診時顔面写真
正貌は左右対称、側貌は直線型である。口唇閉鎖時に口唇部の緊張が、また側貌から上口唇に対する下唇部の後退感が認められた。

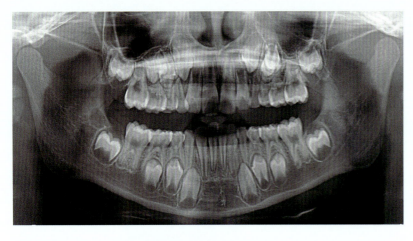

症例2c｜術前のパノラマエックス線写真
欠損歯や過剰歯、歯槽骨の吸収、明らかな歯や歯胚の位置異常は認められなかった。

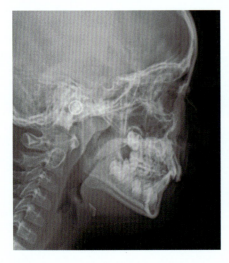

計測項目	計測値	標準値	偏差
SNA	81.8	81.8	3.67
SNB	75.5	76.9	3.43
SN-MP	30.4	37.6	4.21
FH-MP	22.7	30.3	4.69
Go A.	122.8	126.9	5.18
ANB	6.3	4.9	1.93
U1-SN	104.2	100.8	4.98
U1-FH	111.8	108.1	4.29
L1-FH	66.5	57.7	6.90
L1-MP	90.8	91.9	7.27
IIA	134.7	129.4	9.74

（用語は93ページに詳解）

症例2d｜術前のセファログラムと分析値
骨格系： SNA、SNBはいずれも標準的でな値であった。ANBはやや大きな値を示すものの、骨格性1級とみられる。下顎下縁平面角は小さくローアングルであった。
歯系： 上顎前歯部の歯軸傾斜角は標準的であった。下顎前歯部の歯軸傾斜角は下顎下縁平面に対して標準的であったが、FH平面に対して舌側傾斜した状態であった。

プロブレムリスト

模型分析所見は overjet 6.0mm、overbite 5.5mm、アーチレングスディスクレパンシーは上顎 -3.2mm、下顎 -2.0mm、歯の大きさは標準的であった。
機能的な問題としては、右側が遠心咬合を呈しており、早期接触によって下顎がわずかに右後方に回転していることが予想される。こうした所見は、上顎の乳犬歯間幅径が狭いことに起因することが多い。
分析結果よりプロブレムリストは以下のようになった。

- 口呼吸と上顎歯列（乳犬歯部）の狭窄による、下顎の右後方への誘導
- 上下顎前歯部の叢生
- 下顎両側大臼歯部の舌側傾斜

以上より、過蓋咬合と口呼吸をともなう成長期の骨格性1級ローアングル症例と診断した。

治療計画

上顎はスケルトンタイプの拡大装置、下顎はバイヘリックス装置を用いた拡大を計画した。上顎は、拡大用スクリューを1週間に2度1/4回転させる緩徐拡大を選択し、下顎は1ヵ月に1度、装置を外して活性化することとした。拡大量は上顎で6mm程度に設定し、下顎は上顎の拡大に合わせて臼歯部をアップライトさせることとした。
また拡大後に下顎位と上顎前歯部の歯軸を再評価し、必要であれば、咬合挙上を目的に咬合斜面板を装着することとした。

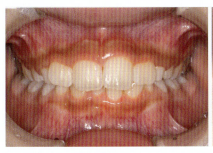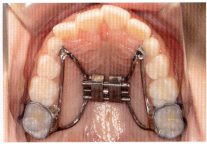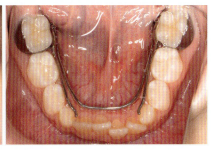

症例2e｜治療開始時
上下顎の拡大から治療を開始した。上顎にスケルトンタイプの拡大装置を、下顎にバイヘリックス装置を装着した。

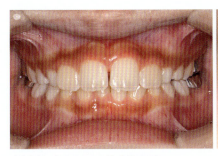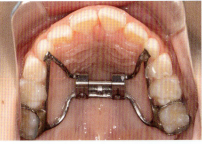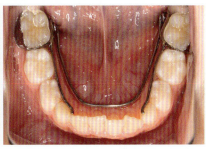

症例2f｜上下顎の拡大終了時
治療開始後3ヵ月。上顎の拡大を終了し、スケルトンタイプの拡大装置を装着した状態で約6ヵ月の保定を行った。上下顎前歯部の叢生の緩和と、下顎両顎大臼歯部のアップライトが観察できる。

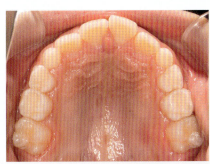

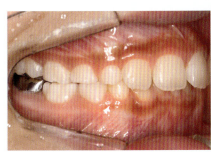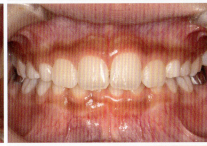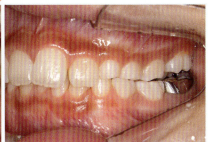

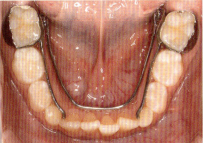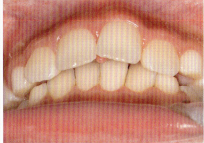

症例2g｜上顎の拡大装置撤去時
治療開始後9ヵ月。上顎のスケルトンタイプの拡大装置を撤去した際、患者の家族は上顎前歯部の排列を希望しなかった。この時点の第二乳臼歯部のターミナルプレーンは、両側ともに垂直型となった。

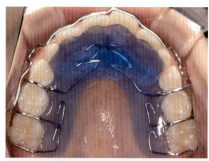
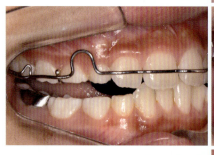
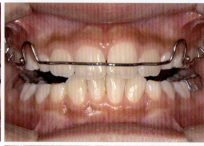
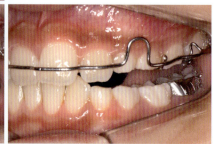

症例2h｜咬合斜面板の使用開始

治療開始後10ヵ月。術前にANBが標準の範囲内ながら比較的大きな値を呈していたため、前歯部の咬合を挙上する目的で上顎に咬合斜面板を装着し、第一大臼歯咬合面間の距離を保持しながら挺出を促す。

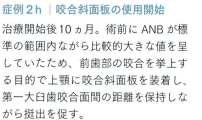
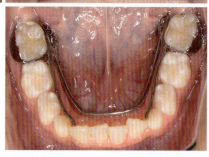
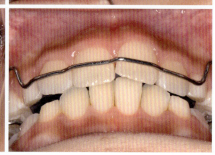
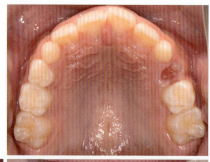
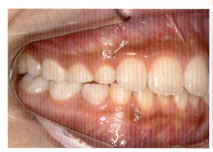
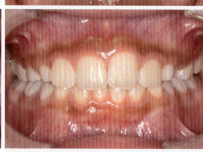
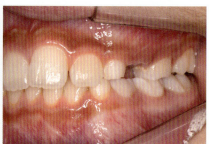

症例2i｜治療終了時

治療開始後1年5ヵ月、咬合斜面板装着から7ヵ月。下顎からバイヘリックス装置を撤去した。咬合斜面板により前歯部の被蓋関係が改善された。患者の家族は前歯部の排列を希望しなかったため、現状で永久歯への交換を観察していくこととした。

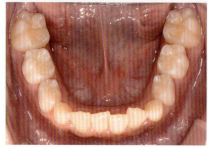
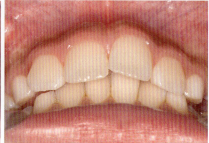

II期治療について

II期治療のポイント

エッジワイズ装置などを用いた複雑な治療となりやすい

II期治療は、永久歯列期の顎顔面部の成長発育がない状態において、エッジワイズ装置などを用いて歯を排列し、咬合・咀嚼機能を改善する治療のことである。

包括的・全顎的（comprehensive orthodontic treatment：COT）に行う場合と、限局的（limited orthodontic treatment：LOT）に行う場合があるが、それぞれ治療体系が異なるため、以下に解説していく。いずれの場合も、矯正専門医と連携していることで、一般歯科医でも安心して治療を進めることができる。

加齢にともない治療条件が厳しくなるため、青年期の患者以外は、補綴治療や歯周病への対応なども含む複雑な治療となり、検査診断も高度な知識や技量が必要となる。そのため一般歯科医、矯正専門医、歯科衛生士と歯科技工士がかかわるチームアプローチを行う必要がある。治療の負担は大きいが、咀嚼、発音などの機能性の回復、すばらしい笑顔など患者が受ける恩恵はそれを上回るはずである。

なお青年期前期の患者（特に男子）は、自分が健康で医療は不要だという認識であるうえ、学校行事や部活動に興味が向いていたり、塾に通うなどして勉強に時間と労力を割くため、通院やプラークコントロールに無関心になりがちである。そのため、歯科衛生士がセルフケアのモチベーションを上げる／下げないコミュニケーションをとるなどの配慮が必要である。

● II期治療を行うメリット

1. 審美性が向上する
2. 社会性が向上する（自信がもてる）
3. 咀嚼効率が向上する（噛みにくさの減少）
4. 歯周病の予防に寄与する（セルフケアしやすい歯並び）
5. 咬み合わせの悪さにより負担がかかっていた顎関節を保全する
6. 咀嚼機能の向上のみならず、社会心理的に健康になる

● II期治療での注意点

1. 矯正歯科治療中のう蝕の発生や、歯周病の悪化の可能性がある
2. 社会生活を営むうえで、発音や審美性など装置装着による影響がある
3. 治療の難度が高く、それにともなって矯正装置が複雑となる
4. 治療期間が長くなる
5. 患者に矯正装置装着による不快感や痛みが生じる場合がある

II期治療の対象患者とは

II期治療を受ける患者は、「I期治療から矯正歯科治療を継続する」か、「II期治療から矯正歯科治療を開始する」のいずれかである。

I期治療からの継続の場合にも、開始前に診査、診断が必要である。

またII期治療は、包括的矯正歯科治療（COT）を行うのか、限局的矯正歯科治療（LOT）を行うのかに分かれる。診断を行い、複数のプランがあればそれらのメリットとデメリット、費用、治療期間などを示したのちに、いずれを行うか患者と相談のうえ決定する。

I期治療は、治療の対象が小児などの成長段階にある患者だが、II期治療の治療対象は、永久歯列の小学生から重度の歯周病を有していない成人までと年齢の幅が広く、多様である。そのためすべての口腔内と患者に対し、矯正歯科治療のゴールや診断、治療計画を同一に設定してはいけないことは自明であり、対応に多様性が求められる。また、それぞれの患者管理も当然異なることも容易に理解できると思う。

多様なII期治療ケースの分類は不可能であるため、本稿では一般的なII期治療の手順について症例を用いて説明する。

またII期治療では歯を排列するための装置が必要となる。エッジワイズ装置が主流であるが、現在マウスピース型の装置も普及しており、今後はブラケットフリーの排列を行う装置など、技術や材料の進化が進むことが考えられる。本稿ではエッジワイズ装置（142ページ参照）を用いたII期治療について記す。

● II期治療の対象患者は多様多彩

1 若いときや学童期に矯正歯科治療を受けることができなかった
2 I期治療だけでは健全な歯列にならなかった
3 成長のため、あるいは経年的に歯並びが乱れてきた
4 補綴治療、歯周治療を含めた包括的な咬合改善が必要である
5 早期接触により顎関節に症状が出てきた

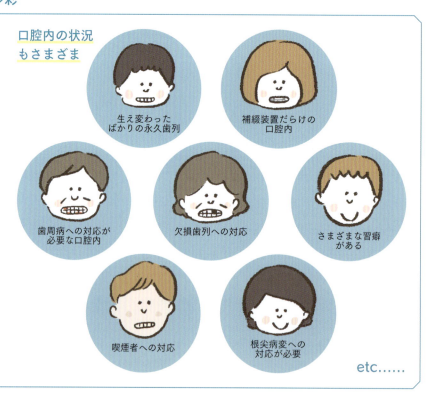

口腔内の状況もさまざま

生え変わったばかりの永久歯列 / 補綴装置だらけの口腔内 / 歯周病への対応が必要な口腔内 / 欠損歯列への対応 / さまざまな習癖がある / 喫煙者への対応 / 根尖病変への対応が必要

etc……

包括的矯正歯科治療（COT）の場合

複雑な歯列や口腔内の問題をもつ患者に対する矯正歯科治療

包括的（全顎的）矯正歯科治療（以下COT）は、「個性正常咬合をつくりあげるために、エッジワイズ装置に代表される固定式矯正装置を用いて行われる、さまざまな矯正歯科治療上の努力の総体を意味する」とされている（次ページに詳解）*。

矯正歯科治療のみで治療が完結する患者がいる一方で、矯正歯科治療単独では口腔内の問題の改善が困難な患者に対して行う、補綴治療、保存修復治療、歯周治療、顎変形症等に対する口腔外科治療など多分野が連携する治療である。一般的に加齢するほど骨の再生能力は低下し、歯周病のリスクも高くなる。また口腔内の補綴装置や欠損部位も多くなるため、矯正歯科治療単独で問題を解決するには、不利な条件が多くなる。そのため、こうした方法が採られることがある。

COTにおける矯正歯科治療では、エッジワイズ装置を用いて審美的で機能的な咬合の確立を目指す。またCOTの開始時期は、Ⅰ期治療終了後、つまり永久歯への交換直後に続けて行う場合と、永久歯歯列の患者が治療を希望したときに始める場合とがあり、それぞれ治療体系も異なる。

いずれにしろ、患者ごとに考えられる複数の治療体系と治療ゴールを、歯科医師も歯科衛生士も治療チームの一員として理解し、複雑な治療を協力してまとめていくことが求められる。また治療が長期間に及ぶため、その期間中の口腔内の管理、モチベーションの維持を図ることも必要となる。

● COTの概念図

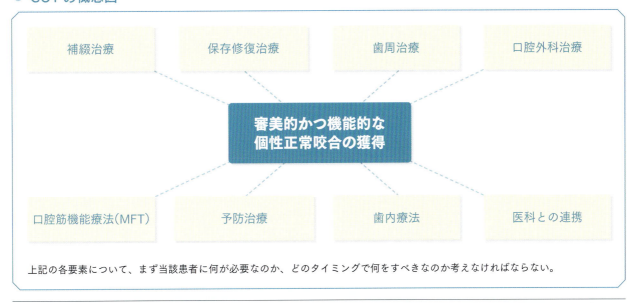

上記の各要素について、まず当該患者に何が必要なのか、どのタイミングで何をすべきなのか考えなければならない。

＊ 高田健治（編著）．高田の歯科矯正の学び方 わかる理論・治す技術．大阪：メデジットコーポレーション，2010．

● COTにおける矯正歯科治療のポイント

下記の項目を整理して治療手順を考え、効率的に治療を進める必要がある。

- 最終補綴装置の装着は矯正歯科治療終了後に行う
- 矯正歯科治療前にプロビジョナルレストレーションを装着しておく
- 矯正歯科治療は炎症のない状態で進めなければならない
- 歯周基本治療は矯正歯科治療の前に終了していなければならない
- 歯内療法は矯正歯科治療の前に終了していなければならない
- う蝕治療は矯正歯科治療の前に終了していなければならない
- MFTは矯正歯科治療と並行して行う
- シーラント等の予防処置は矯正歯科治療の前に終わらせておく。ただしフッ化物を多量に塗布した場合、エッチングの効果が減退しブラケットの脱離が生じやすいため注意する
- 口腔外科処置（便宜抜歯／顎変形症の手術／補綴治療前の上顎洞に対する処置や骨増生／埋伏歯の開窓など）は、内容によっていつ介入してもらうかが異なる
- 医科との連携は内容によっていつ介入してもらうかが異なる
- 全身疾患がある場合は、治療の可否や治療を行ううえでの注意事項について、かかりつけ医に問い合わせる

など

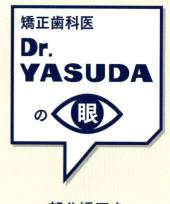

筆者の恩師である高田健治先生の著書『高田の歯科矯正の学び方：わかる理論・治す技術 Elements of orthodontics』（メデジットコーポレーション刊）には、LOTという名称について、「簡便な矯正装置を用いた歯の移動術式をMTM（minor tooth movement）と呼ぶことがあるが、矯正歯科治療とは、永久歯の緊密な咬合を最終的に確立することを目的とするものであり、どのような装置や術式を用いても"minor"と表現することは不適切である」と記されている。

また「LOTを行う機会は、圧倒的に一般歯科医が多い。一般歯科医が行う矯正歯科治療なのでこの程度で、と考えるのではなく、あくまでも部位が限局しているだけで、治療に必要な知識、技術、器具および材料は、包括的矯正歯科治療と同等である。そのため、知識や技術の研鑽を怠るべきではない」とも記されており、LOTだからといって、軽んじるべきではないとの主張である。矯正歯科治療を勉強しようと志す一般歯科の先生には、ぜひ参考にして学んでもらいたい。

2 | 治療の流れと治療時期別にみるポイント

限局的矯正歯科治療（LOT）の場合

簡便＝安易に考えていい治療ではない

より良い補綴治療を行うため、あるいは清掃しやすい口腔環境の確立や審美性の向上などを目的に、一般歯科診療所でもよく行われるのが限局的矯正歯科治療（以下LOT）である。歯科矯正用アンカースクリューの薬事承認以降、本邦でも簡便にLOT治療を行えるようになった。歯科矯正用アンカースクリューを用いたLOTでは、歯のアップライト、圧下、挺出、近遠心への移動などが可能である。特に圧下は、アンカースクリューがなければ容易に達成することはできなかった。

LOTを行う目的には、「補綴治療の前処理」に加えて「歯周治療の一環」がある。35歳以上の日本人に、40％を越える割合で4mm以上の深さの歯周ポケットが認められる状況下で[1]、さらに年を重ねた患者ほど歯周病による咬合異常、つまり後天的に歯周病で生じる咬合の変化が多いと考えられる[2]。こうした患者には、咬合の確立やプラークコントロールしやすい口腔内環境を整える目的でLOTを行う場合も多い。

一般歯科診療所においてLOTを行う機会は多く、それにともなって歯科衛生士も多くの症例にかかわるであろう。歯科医療チームとして、その目的やテクニック、症例について知っておいたほうがいいだろう。COTもLOTも矯正歯科治療として行うことは基本的に同じであり、治療のテクニックや知識の難度も変わらないため、決してLOTを安易に考えすぎてはならない。LOTにおいてもっとも重要な点は、「この治療を患者に行う目的は何なのか」ということを明確に認識することである。

なお、歯科矯正用アンカースクリューのテクニック等の解説は、拙著『一般開業医ができるアンカースクリューを使ったLOT（限局矯正）』[3]に譲る。

● **4mm以上の歯周ポケットを有する者の割合の年次推移** [1]

年齢階級（歳）	1999年	2005年	2011年	2016年
15〜24	10.4	7.2	8.5	17.6
25〜34	21.5	21.6	17.8	32.4
35〜44	31.5	26.6	24.3	42.6
45〜54	43.4	42.2	33.2	49.5
55〜64	50.0	49.8	47.0	53.7
65〜74	45.5	48.9	46.5	57.5
75〜	28.0	36.5	44.9	50.6

注1：1999年と2005年以降では、1歯あたりの診査部位が異なる。
注2：被調査者のうち、対象歯をもたない者も含めた割合を算出した。

* 1　厚生労働省．平成28年歯科疾患実態調査 結果の概要．https://www.mhlw.go.jp/toukei/list/dl/62-28-02.pdf, 2017.
* 2　前田早智子．歯周矯正 GPがすべき五つの矯正治療．東京：クインテッセンス出版, 2007.
* 3　保田好隆．一般開業医ができるアンカースクリューを使ったLOT（限局矯正）．東京：クインテッセンス出版, 2015.

● 限局的矯正歯科治療（LOT）の活用

大臼歯の遠心へのアップライト

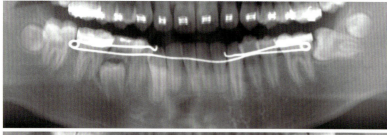
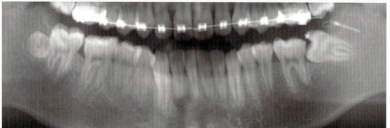
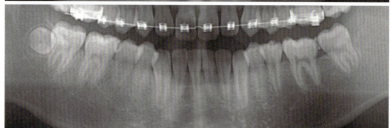

大臼歯の近心へのアップライト

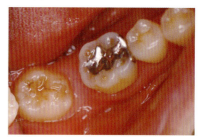
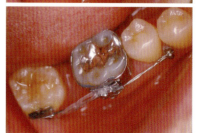
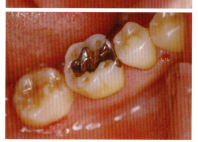

大臼歯の圧下

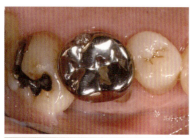
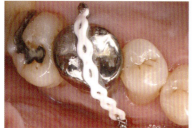
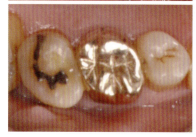

残根の挺出

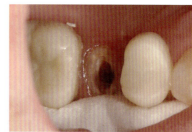
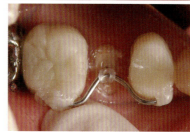
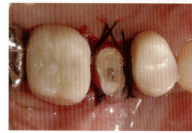

前歯部の排列

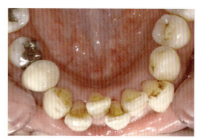
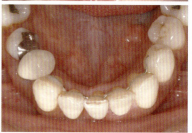

LOTで前歯部を排列する場合は、前歯を1本抜歯し、両側犬歯間にエッジワイズ装置を装着して行う。

2 ｜ 治療の流れと治療時期別にみるポイント

症例3　下顎に重度叢生をともなうAngle Ⅲ級過蓋咬合症例

患者は14歳7ヵ月の男子。主訴は歯並びをきれいにしたいとのことであった。特記すべき病歴や家族歴はない。

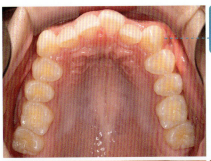

上顎前歯部に叢生が認められる（舌側傾斜と唇側傾斜の混在）

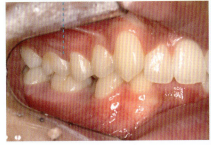

第一大臼歯はAngle Ⅲ級

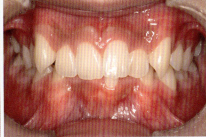

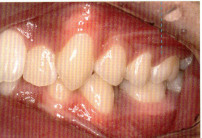

第一大臼歯はAngle Ⅲ級

症例3a｜術前の口腔内写真

大臼歯関係はAngle Ⅲ級、前歯部の過蓋咬合、上下顎前歯部の叢生と舌側傾斜、下顎両側第二小臼歯の舌側転位が認められる。

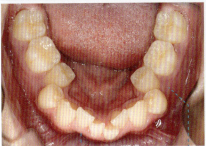

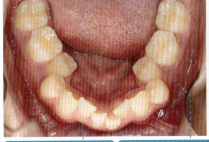

下顎前歯部に叢生と舌側傾斜が認められる

下顎両側第二小臼歯が舌側転位している

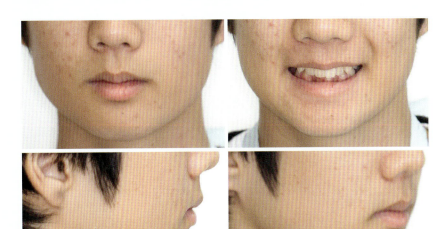

症例3b｜初診時顔面写真

正貌は左右対称で、側貌は直線型である。口唇部の緊張感、オトガイの偏位は認められない。

61

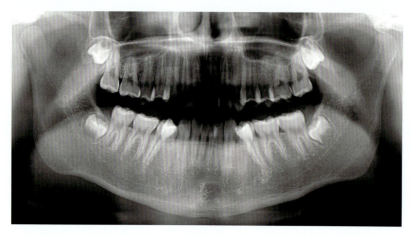

症例3c｜術前のパノラマエックス線写真

上下顎両側第三大臼歯の歯胚が認められる。また下顎両側大臼歯部の近心傾斜が認められるが、歯槽骨の吸収や過剰歯などの異常な所見は認められない。

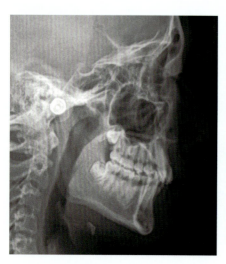

計測項目	計測値	標準値	偏差
SNA	74.5	81.9	3.57
SNB	71.0	78.1	4.14
SN-MP	37.5	35.6	5.60
FH-MP	21.0	29.2	5.83
Go A.	118.0	123.3	6.57
ANB	3.5	3.7	2.32
U1-SN	101.7	106.6	8.53
U1-FH	108.5	112.9	7.78
L1-FH	60.5	53.9	7.75
L1-MP	98.5	96.7	6.04
IIA	122.3	120.8	8.93

（用語は93ページに詳解）

症例3d｜術前のセファログラムと計測値

骨格系：SNが長いため、SNA、SNBともに小さな値を示しているが、AMBは標準的である。また下顎下縁平面角はローアングル傾向である。

歯系：口腔内写真では上下顎前歯部に舌側傾斜している歯の存在が認められるが、セファロ計測では唇側に突出した別の歯の歯軸を計測したため、歯軸に問題なしと評価されてしまった。こうしたことが起こらないよう、セファロ計測の際にはどの歯を計測しているのか、注意しながら行う必要がある。

プロブレムリスト

模型分析所見はoverjet 3.5mm、overbite 0.5mm、アーチレングスディスクレパンシーは上顎-4.3mm、下顎-15.2mm、歯の大きさは平均的であった。下顎位は安定しており、機能的な問題や顎関節症状を認めなかった。分析結果より、プロブレムリストは以下のようになった。

- 上下顎前歯部における軽度の叢生
- 下顎両側第二小臼歯の舌側転位
- 前歯部の過蓋咬合
- 下顎両側大臼歯部の近心傾斜によるAngle III級

以上より、下顎臼歯の近心傾斜、過蓋咬合と叢生をともなうAngle III級、骨格性1級、ローアングル傾向症例と診断した。

治療計画

上顎は、スケルトンタイプの拡大装置を用いて3〜4mm拡大し、非抜歯にて排列を行う。

下顎は、大臼歯咬合面部にレジンを添加し、一過性に咬合を挙上する。以後、この咬合挙上された状態で排列を行う。

また下顎両側第三大臼歯を抜去し、歯科矯正用アンカースクリューを用いて下顎両側大臼歯部を遠心へアップライトすることとした。この大臼歯のアップライトにより、第二小臼歯部のスペースの獲得を図ることを考えた。

2 ｜ 治療の流れと治療時期別にみるポイント

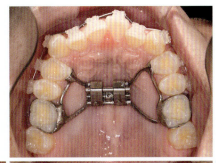

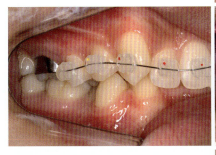 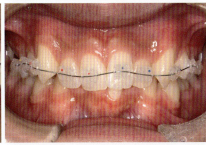 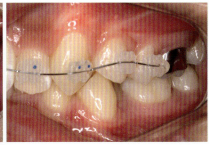

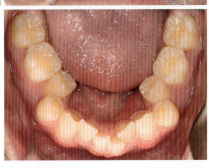

症例3e｜治療開始時

上顎はスケルトンタイプの拡大装置で拡大した後、レベリングを開始した。上顎の排列は保定中に行う計画としたため、この時点ではチューブを装着せず、5̲〜|5̲ で排列を開始した。

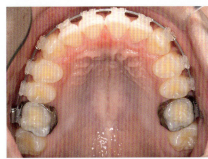

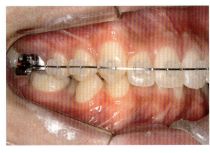 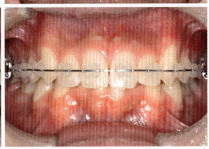 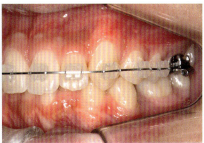

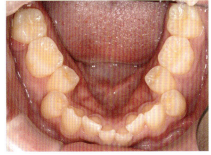

症例3f｜上顎レベリング終了時

治療開始後3ヵ月。スケルトンタイプの拡大装置を撤去し、上顎両側第一大臼歯にチューブを装着した。また、上顎のワイヤーを治療開始時の0.012インチから0.016×0.022インチのNi-Tiワイヤーに変更し排列を続けた。

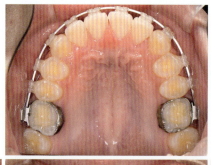
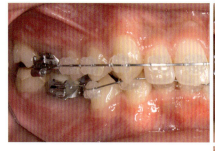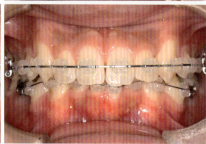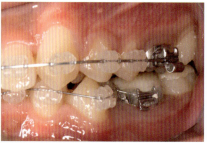
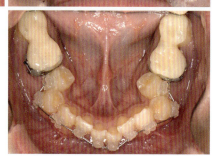

症例3g｜下顎レベリング開始時

治療開始5ヵ月、下顎のレベリングを開始した。0.012インチのNi-Tiワイヤーを用いている。前歯部にブラケットを装着できるよう、一過性の咬合挙上を目的として下顎両側大臼歯咬合面にレジンを添加した。

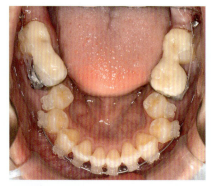

症例3h｜歯科矯正用アンカースクリュー埋入

治療開始後7ヵ月、下顎両側第三大臼歯を抜去し、大臼歯部の遠心へのアップライトと挺出を行うため第二大臼歯遠心頬側に歯科矯正用アンカースクリューを埋入した。

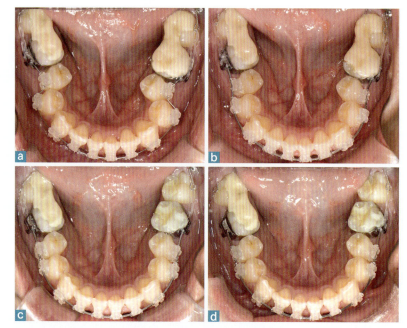

症例3i｜下顎両側大臼歯部のアップライト、下顎のレベリング

a アップライト開始時（治療開始後9ヵ月）　**b** 開始後1ヵ月（治療開始後10ヵ月）
c 開始後2ヵ月（治療開始後11ヵ月）　　　**d** 開始後3ヵ月（治療開始後1年）

大臼歯部の遠心へのアップライトを開始後、徐々にNi-Tiワイヤーの力で第二小臼歯が排列されていくのがわかる。また歯科矯正用アンカースクリューとエラスティックワイヤーによって大臼歯2本が同時にアップライトされている。

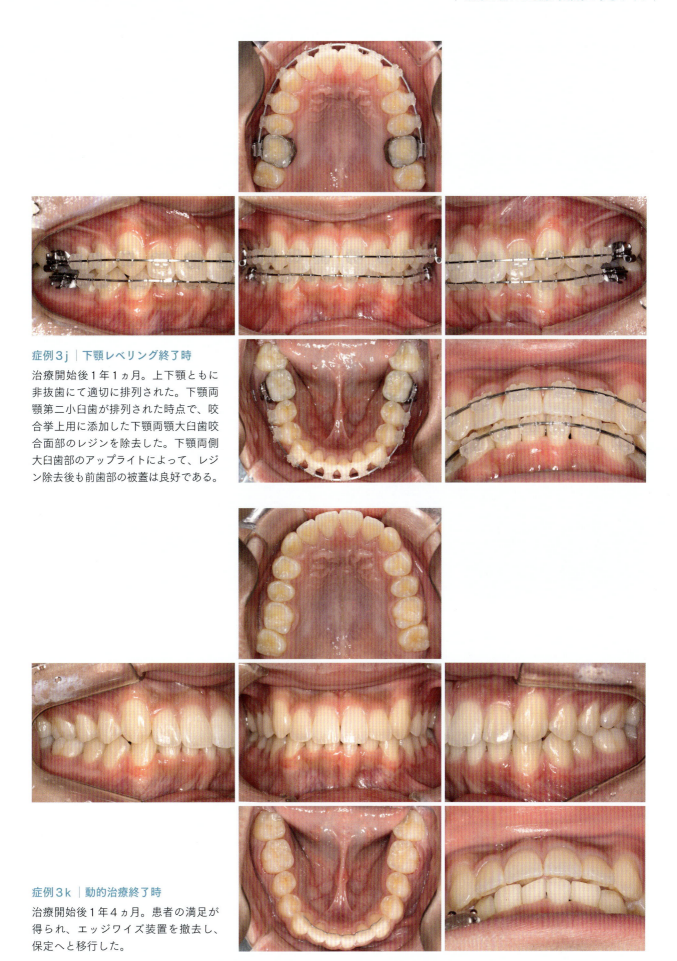

症例3j｜下顎レベリング終了時

治療開始後1年1ヵ月。上下顎ともに非抜歯にて適切に排列された。下顎両顎第二小臼歯が排列された時点で、咬合挙上用に添加した下顎両顎大臼歯咬合面部のレジンを除去した。下顎両側大臼歯部のアップライトによって、レジン除去後も前歯部の被蓋は良好である。

症例3k｜動的治療終了時

治療開始後1年4ヵ月。患者の満足が得られ、エッジワイズ装置を撤去し、保定へと移行した。

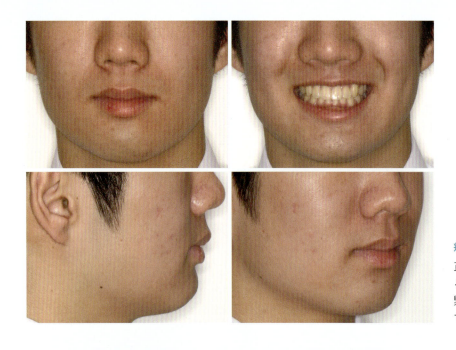

症例3l｜動的治療終了時顔面写真

正貌は左右対称で、側貌は直線型である。矯正歯科治療を経ても、口唇部の緊張感やオトガイの偏位は認められず、良好な状態といえる。

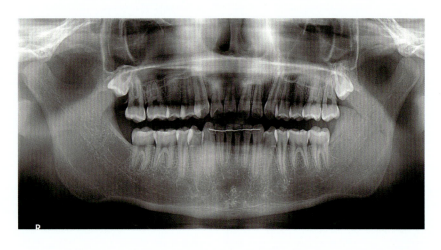

症例3m｜動的治療終了時パノラマエックス線写真

全体的に歯根の平行性が得られた。また矯正歯科治療を経ても、歯根や歯槽骨の吸収は認められなかった。

> **まとめ**
>
> 非抜歯にて、短期間かつ効率よく排列を行うことができた。また、もともと良好であった顔貌の状態は、矯正歯科治療を経ても維持された。なお歯科矯正用アンカースクリューが使えなければ、少なくとも下顎両顎第一小臼歯は抜去されていたことになる。
> 患者の上顎には可撤式の保定装置を、下顎には犬歯間にワイヤーボンディッドリテーナー（固定式の保定装置）を装着して、現在も観察中である。

2 | 治療の流れと治療時期別にみるポイント

> 症例4 上下顎前歯部叢生をともなう Angle II 級 2 類過蓋咬合症例

患者は19歳9ヵ月の女性。主訴は歯並びを治したいとのことであった。特筆すべき病歴や家族歴はない。

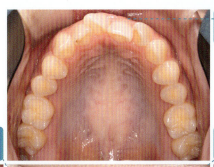

前歯部に叢生、上顎左側中切歯に舌側傾斜

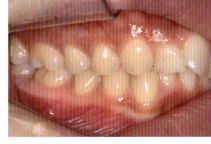

第一大臼歯は Angle II 級 ／ 上顎両側小臼歯部の舌側傾斜

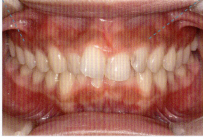

過蓋咬合

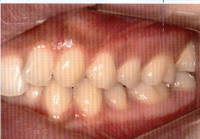

第一大臼歯は Angle II 級

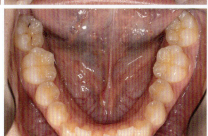

前歯部に叢生が認められ、舌側傾斜している

症例4a｜術前の口腔内写真

大臼歯関係は Angle II 級、前歯部の過蓋咬合、上顎左側中切歯ならびに下顎前歯部の舌側傾斜と、上下顎前歯部の叢生、上顎両側小臼歯の舌側傾斜が認められる。

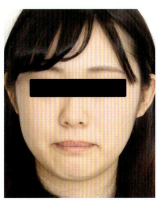 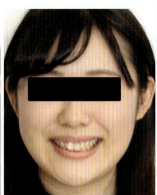 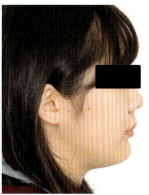 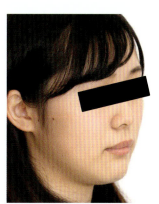

症例4b｜初診時顔面写真

正貌は左右対称で、側貌は直線型である。口唇部の緊張感、オトガイの偏位は認められない。オトガイ部の発育はよく、口元の突出感も認められない。

67

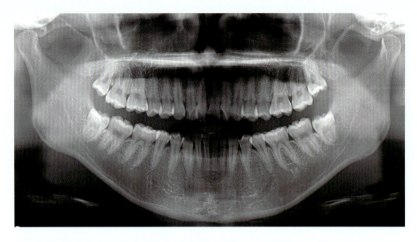

症例4c｜術前のパノラマエックス線写真
上下顎両側第三大臼歯の萌出が認められる。歯槽骨の吸収や過剰歯などの異常な所見は認められない。

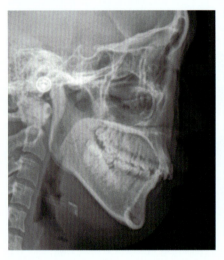

計測項目	計測値	標準値	偏差
SNA	78.0	80.7	3.61
SNB	74.0	77.9	4.54
SN-MP	41.5	37.1	4.64
FH-MP	30.5	30.5	3.60
Go A.	128.3	122.1	5.29
ANB	4.0	2.8	2.44
U1-SN	98.5	105.9	8.79
U1-FH	111.5	112.3	8.26
L1-FH	63.7	56.0	8.09
L1-MP	85.8	93.4	6.77
IIA	132.2	123.6	10.64

（用語は93ページに詳解）

症例4d｜術前のセファログラムと分析値
骨格系：ANBの値と、SNに対する下顎下縁平面角の値は若干大きいが、標準の範囲内である。
歯系：上顎前歯歯軸は標準的であるが、下顎前歯歯軸が下顎下縁平面に対して舌側傾斜している。

プロブレムリスト

模型分析所見は overjet 8.5mm、overbite 6.1mm、アーチレングスディスクレパンシーは上顎 -5.7mm、下顎 -5.2mm、歯の大きさは標準的であった。
分析結果より、プロブレムリストは以下のようになった。

- 上下顎前歯部に叢生
- 上顎左側中切歯、および下顎前歯部が舌側傾斜
- 大臼歯関係が Angle II 級
- 前歯部の過蓋咬合
- 上顎臼歯部の舌側傾斜

以上の情報より、上下顎前歯部の叢生、過蓋咬合、上顎左側中切歯および下顎前歯部、上顎両顎小臼歯部の舌側傾斜をともなう Angle II 級 2 類、骨格性 1 級、アベレージアングル症例と診断した。

治療計画

上顎は、臼歯部の舌側傾斜の改善と叢生の緩和を目的にスケルトンタイプの拡大装置を装着して 5mm 程度拡大し、非抜歯にて排列を行う。
また上顎前歯部を少しフレアさせて排列することで、下顎位が変化するかどうかチェックする。下顎も、上顎にあわせてバイヘリックス装置で歯列の拡大を行った後、排列を行う。
また大臼歯関係が下顎位の変化で十分に改善されない場合、上顎両側第三大臼歯を抜去し、歯科矯正用アンカースクリューを用いて上顎歯列全体を遠心へ移動することとした。

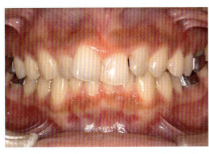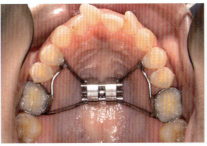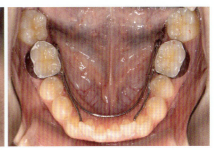

症例4e｜治療開始時

上下顎の拡大を開始した。上顎にはスケルトンタイプの拡大装置を、下顎にはバイヘリックス装置を装着した。上顎の拡大は、1週間にスクリューを180°回転させる緩徐拡大とした。

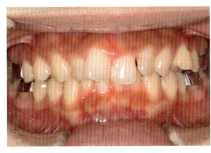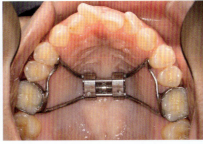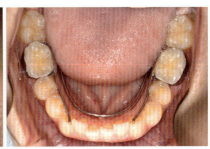

症例4f｜上下顎の拡大終了時

治療開始後4ヵ月、拡大を終了した。上顎が側方へ拡大され、咬合面観では小臼歯の頬側面が見えなくなっている。下顎両顎大臼歯部のアップライトも確認できる。上顎前歯部を排列できるような拡大を行わなかったのは、この後エッジワイズ装置で排列する際に上顎前歯部をフレアさせるためである。

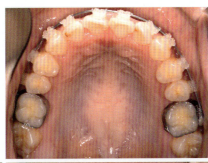

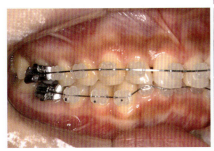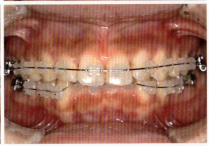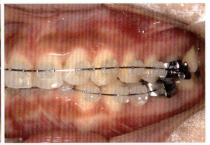

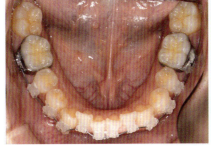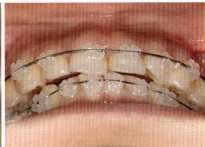

症例4g｜下顎レベリング開始時

治療開始後11ヵ月。上顎前歯部をフレアさせつつ排列し、下顎もレベリングを開始した。正面観および側面観では、下顎歯列に挿入されたワイヤーの変形により、Spee湾曲が強いことがわかる。

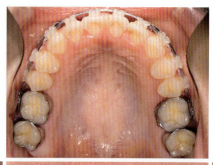

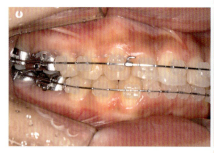
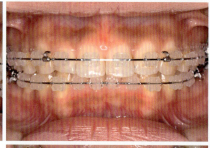
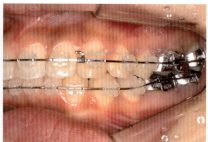

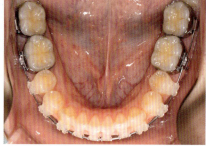
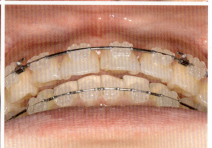

症例4h｜上下顎レベリング終了時

治療開始後1年7ヵ月、レベリング開始から10ヵ月後。下顎位が変化し、大臼歯関係はⅠ級に近づいたが、まだ適切なoverjetが獲得できたとはいえない。

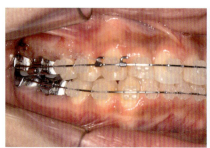
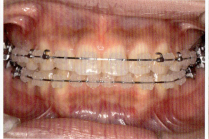
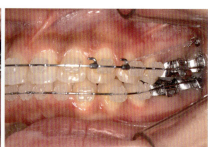

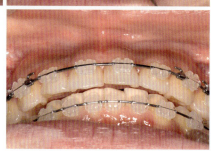

症例4i｜上顎前歯部舌側移動開始時

治療開始後1年8ヵ月。上顎両側第三大臼歯を抜去し、上顎両側大臼歯の歯肉頬移行部に上顎歯列の移動の妨げにならない角度で歯科矯正用アンカースクリューを埋入した。また、上顎両側犬歯遠心部にクリンパブルフックを付与し、歯科矯正用アンカースクリューとの間にパワーチェーンを設置して上顎歯列の後方への牽引を開始した。

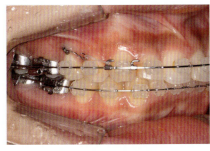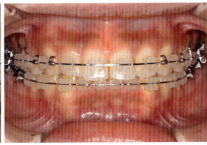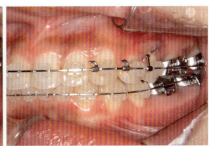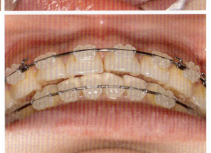

症例4j｜上顎前歯部舌側移動終了時

治療開始後2年6ヵ月。後方への牽引は8ヵ月間行った。この間に歯科矯正用アンカースクリューが脱離したため、第一大臼歯近心部に再埋入して牽引を継続した。側面観では、再埋入したアンカースクリューが上顎第二小臼歯部まで移動したように見えるが、上顎歯列が遠心に移動したため相対的にこのように見える。なお歯槽骨に対して垂直にアンカースクリューを埋入すると、アンカースクリューが歯の移動の妨げとなり、こうした移動を行うことはできない。

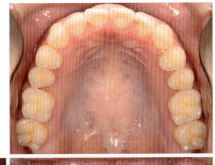
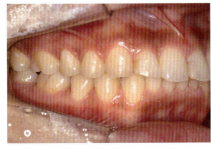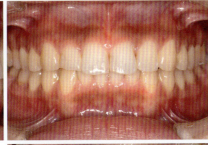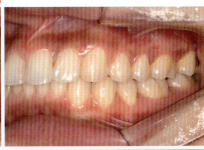
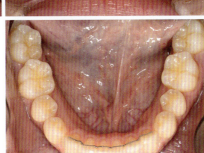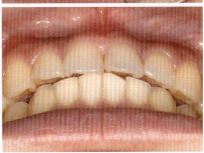

症例4k｜動的治療終了時

治療開始後2年8ヵ月。機能的に問題のない歯列となり、患者の満足も得られたためエッジワイズ装置を撤去し、保定を開始した。上顎には可撤式の、下顎には固定式の保定装置を装着し、経過観察を行っている。

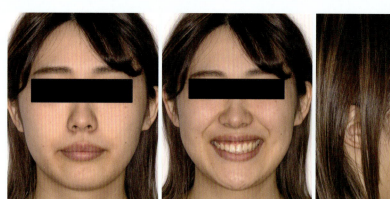

症例4l｜動的治療終了時顔面写真

非抜歯にて治療を行ったが、術前と比較しても口唇部の突出感はない。

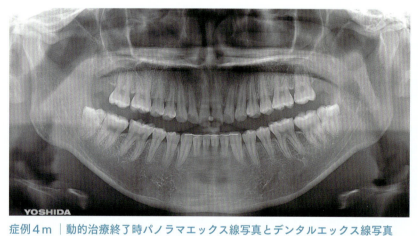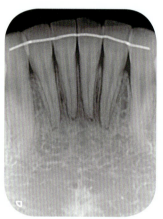

症例4m｜動的治療終了時パノラマエックス線写真とデンタルエックス線写真

パノラマエックス線写真、およびデンタルエックス線写真からは、歯根吸収や歯槽骨の異常な吸収像は認められない。歯根も適切に遠心傾斜し、平行性が得られている。

まとめ

上顎前歯部が舌側傾斜している症例では、下顎位が遠心に誘導されていることも少なくない。まず上顎前歯部を適切に排列して、下顎位の変化をチェックすることが肝要である。またその際、患者には、「口唇閉鎖が困難なほどに突出している」「審美的に容認できない」などの、口元の状態に関して気になる点がないか必ず確認しておく。

また大臼歯関係については、本邦における歯科矯正用アンカースクリューの薬事承認以降、本症例のように第三大臼歯の抜去と歯科矯正用アンカースクリューを用いた歯列全体の後方牽引で対応することができるため、以前のように顎間ゴムと抜歯の併用によって対応する必要性が一般的に少なくなっている。

Attention！歯科衛生士トピックス
Ⅱ期治療で歯科衛生士が力を発揮できるポイント

モチベーションが上がるコミュニケーションを行おう

　矯正装置装着後に、患者のブラッシングが十分でない場合や、可撤式矯正装置などをうまく使えていないことがある。

　こうしたとき、歯科医療従事者は「ダメじゃないですか」などと患者をしかってはいけない。なぜ磨けていないのか、なぜ使えないのかについて、困りごとを尋ねるように聞き出したり、実際に磨いている、使っているところを観察したり、口腔内の情報から察知するなどして、相談をしながら患者に合わせて指導する。

　しかることで、患者の治療に対するモチベーションは一気に下がってしまう。できている部分をほめて、できていないところは寛容な広い心で受け止め、はげまそう。

矯正装置のしくみを理解しよう

　矯正装置は複雑で、同じエッジワイズ装置でも多くの種類があり、また歯科医師によって使用する装置が異なることもあり、スタッフとしてはなかなか理解することが難しい。だが、装置の基本的な仕組みを知ることは患者管理を行ううえで重要であるため、ぜひ学んでいただきたい（117ページ以降に詳解）。

矯正装置や患者の生活習慣に合わせたプラークコントロール方法を提案しよう

　矯正装置だけでなく、患者の生活習慣も画一的ではない。その多様性に合わせて柔軟なプラークコントロール方法の提案が必要である。

　磨けていない箇所には、どのようなアプローチを行うと良いかを考え、方法を提案する。歯科医師の指示を待たなくても、歯科衛生士として患者の立場に立って考え、実行していく。

会話のなかから患者の不満を早期に見つけて対応しよう

　歯科衛生士と患者との会話から、患者が実は歯科医師には伝えることができなかったという情報を得られることが多い。また歯科衛生士をはじめとするスタッフとの会話を楽しみに来院する患者も少なくない。

　会話の中から小さな不満の芽を発見し、トラブルに発展する前に医院として対応することができるため、歯科衛生士のコミュニケーション能力は非常に重要である。

治療経過の記録をとり、治療を円滑に進めよう

歯科医師の指示を受けたうえでとなるが、歯科衛生士が治療経過を記録することは非常に重要な作業である。治療の進行度をチェックしたり、次回の治療内容を決める資料とするために、来院のたびに口腔内写真を撮影しておくと良い。画像は主治医のチェックを受けたあと、患者別のフォルダーに格納して継続的に記録していく。

こうして記録を見比べることで、小さなミスも発見しやすくなり、次回診療時に容易に修正・回復させ、予定通りに治療を進めることができる。

成人では矯正歯科治療に対するモチベーションの高い患者が多い

比較的若い世代の成人だけではなく、子供のころから歯並びが気になっていたものの、多忙や経済的な理由などの何らかの要因で治療を受けることができなかったさまざまな年齢層の人が、子育てが終了したなどといったタイミングで矯正歯科治療を希望される場合も少なくない。

こうした患者は、自ら治療を希望して来院されているため、モチベーションが高い。その点では、口腔衛生指導を行ううえで有利な場合が多い。

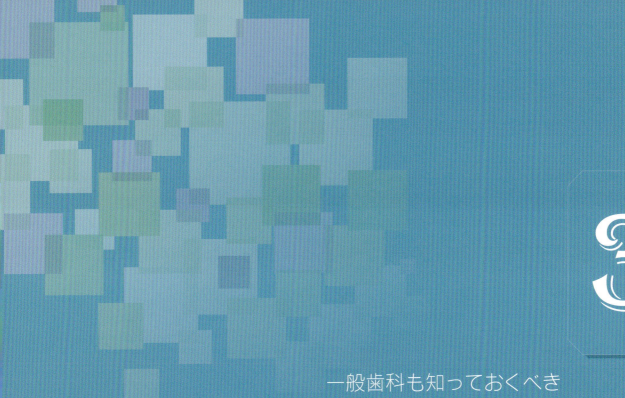

3

一般歯科も知っておくべき
矯正歯科の臨床セオリー①

初診患者の情報収集

〔カウンセリング・問診・視診〕

カウンセリング、問診、視診で得るべき情報

カウンセリングや問診で得た情報は治療手段に大きな影響を及ぼす

　カウンセリングや問診では、問診票をもとに患者の主訴や希望、状態を確認し、必要な検査や治療を検討していく。

　問診では、一般歯科診療と同じく主訴、既往歴、現病歴や家族歴などを知る必要がある。

　たとえば、

● 誰が、どこが、どのように気になるのか

● 上顎前歯部を外傷で脱臼した既往

● 矯正歯科治療の既往

● 顎顔面や口腔に影響を及ぼす習癖の有無

● 内服している薬やかかりつけ医の情報

● 患者が小児の場合、両親のいずれかに上下顎骨の位置や大きさについての不調和（たとえば骨格性の下顎前突症）があるかなど、患者の不正歯列や顔面の不調和に関係するその他の情報

といった情報は、治療手順に大きく影響する。

● **カウンセリング・問診で把握すべき情報**

1 患者の主訴に対する問診
- どこが、どのように気になるのか
- いつごろから気になるのか
- 誰がもっとも気にしているのか
- 治療に対する疑問、希望、不安など
- 内的動機づけによるものか、外的動機づけによるものか

2 口腔内の状態の観察
- 歯数
- 顎位
- overjet と overbite
- 早期接触
- 歯肉や小帯などの軟組織の状態

3 既往歴／現病歴／家族歴／習癖　　など

● **得た情報をもとに検討する項目**

1 矯正歯科治療が必要か

2 自院で行うべき矯正歯科治療か

3 自院で行う場合、どのような矯正歯科治療が可能か

4 どのような矯正装置を使うのか

5 治療期間や通院間隔

6 治療費や支払い方法

7 治療時の注意事項や起こりうる不快事項

8 メインテナンスの必要性

9 矯正歯科治療開始前に行うべきその他の歯科治療の必要性

3 | 初診患者の情報収集〔カウンセリング・問診・視診〕

内的動機づけの強い主訴か、外的動機づけの強い主訴か

矯正歯科治療では、特に主訴の背景を知る必要がある。そのために、主訴（来院動機）は自らが欲したもの（内的動機づけ）なのか、あるいは他人から望まれたり強いられたもの（外的動機づけ）なのかを把握することが肝要である。一般に、治療に対するモチベーションは、内的動機づけによるものが、外的動機づけによるものよりも高いとされている[1]。治療へのモチベーションが異なると、歯科医院が行うサポートや治療計画も違ってくる。

たとえば、「学童期の息子は歯並びに何の関心もないが、母親が気にして矯正歯科治療を依頼した」場合は、「外的動機づけ」となる。こうしたケースでは、何もせずそのまま治療を開始すると、決して快適なものではない矯正装置を使わない、壊す、歯磨きをしない、来院しないといった行動を子供が起こし、治療がうまくいかなくなることが多い。歯科医院側が子供にもわかる言葉で、「なぜ今あなたに矯正歯科治療が必要なのか」を話して聞かせ、外的動機づけを内的動機づけに変化させていく努力をしなければならない。

なお経験的には、外的動機づけによって来院したり、モチベーションが低く治療が良好に進まないという患者は、男児に多いように思われる。女児は男児よりも審美的な改善に興味を示す傾向が大きく、そもそも内的動機づけがなされているといえる。治療にも積極的で、結果もそれに準じる。

成人でも外的動機づけが強ければモチベーションが低くなりやすい

成人も同様で、自分はまったく気にしていないのに、パートナーに治療を受けるよう勧められ来院する場合などがある。2、3年もの間、矯正装置装着による違和感をがまんし高額の治療費を支払っても、本人が望んだものではないため、治療結果に何ら満足感が得られないことがProffitの著書[2]にも記されている。治療期間中に、治療を勧めたパートナーとの関係が良好でなくなると、治療中止を希望するようなこともある。

このような残念な結果にならないよう、外的動機づけによって患者が来院した場合でも、歯科医師とスタッフが協力し、つねに内的動機づけを高めるようにすることが肝要である。そのために治療前のカウンセリングやインタビュー、問診によって患者のモチベーションの度合いを探り、コミュニケーションを通してモチベーションの維持や向上を図る必要がある。

＊1　高田健治（編著）．高田の歯科矯正の学び方 わかる理論・治す技術．大阪：メデジットコーポレーション，2010．
＊2　William R.Proffit（著），高田健治（訳）．新版 プロフィットの現代歯科矯正学 2004．東京：クインテッセンス，2004．

問診における視診や臨床検査で得るべき情報

視診・臨床検査で必要な項目は、下記に列挙したとおりである。

このうち咬合状態のチェックでは、最大咬頭嵌合位に至る咬合経路における、早期接触による誘導の有無を見ることが肝要である。また発音の観察では、正しい音が発せられない場合、舌位の不良が予見される。

口唇閉鎖が難しい場合は、歯列の形状によるものか、あるいは鼻呼吸ができないことに原因があるのか、それともその両方によるものなのかを判別する必要がある。また修復物の有無はう蝕の履歴を示すものであるため、治療中のう蝕リスクをあらかじめ把握することができる。

混合歯列の場合、後続永久歯の萌出余地が十分にあるか、永久歯との交換状況をチェックすることも忘れてはならない。

情報収集～診査診断では、「この治療が自院の手に負えるか」も判断しよう

情報収集した後に行う診査診断で、自分の技術では治せない、あるいは患者の治療に対する希望を理解することが困難であると判断すれば、迷わずいつでも矯正専門医や大学病院などへ紹介すると良い。「自院では治せない」と判断することは治療において非常に重要な判断であり、恥ずかしいことではないと心得よう。

矯正歯科治療を行うにあたって、現状の把握と原因の推測を行い、治療計画を立案していくが、それには「カウンセリング・問診」「視診、臨床診査」「資料採得・計測」による情報収集が必要である。その実際の手順については、81ページ以降に示す。

● 問診における視診、臨床診査で診るべき情報

混合歯列期	永久歯列期
● 歯の排列状態	● 歯の排列状態
● 歯の萌出余地の有無や交換状況	● 開閉口路
● 開閉口路	● 咬合状態や顎位
● 咬合状態	● 小帯の状態
● 小帯(舌・頬・上唇)の状態	● 口唇の閉鎖の状態やオトガイの緊張感
● 口唇の閉鎖の状態	● 歯肉の炎症や歯石、プラークの付着状態
● 歯肉の炎症やプラークの付着状態	● う蝕や修復物の有無
● う蝕や修復物の有無	● 鼻呼吸をしているか
● 鼻呼吸をしているか	● 顔貌(正貌と側貌)の観察
● 顔貌(正貌と側貌)の観察	● 話し方や発音についての観察　　　など
● 話し方や発音についての観察	

Attention! 歯科衛生士トピックス
治療に対する心理的ハードルを下げ、モチベーションUP!

他の診療と同様に、まずは治療に値する信頼関係をつくろう

　以前から通院し慣れている患者でも、歯科医師より歯科衛生士やスタッフと多くコミュニケーションしていることが多く、矯正歯科治療につながる情報を得やすい。初診患者なら、なおさら歯科医師に対する心理的ハードルは高い。

　初診患者であれば歯科治療や歯科医院に、慣れている患者であれば矯正歯科治療というものに不安をもつ人もいるため、まずは比較的心理的ハードルの低い歯科衛生士がコミュニケーションをとったり、カウンセリング（患者の不安に対する相談や説明などに限る。問診や治療の説明等は歯科医師が行う）を行ったりして、主訴や治療に関する希望などについて、時間をかけて詳細にヒアリングしていくのも良いだろう。そうすることで歯科医院に慣れてもらい、患者と歯科医院の間にある障壁を徐々に低くして、将来の信頼関係の確立に重要な役割を果たすことできる。

　さらに歯科衛生士が口腔内をチェックし、その情報を歯科医師に的確に伝達することで、その後の問診を円滑に行うことができる。他の診療や治療に加えて、矯正歯科治療という観点からも多面的な情報を得、その後の診断や治療計画、主訴の解決に役立てていこう。

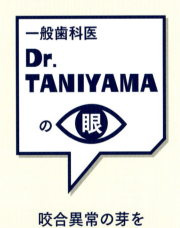

一般歯科医
Dr. TANIYAMAの眼

咬合異常の芽を確実に摘むために

　Ⅰ期治療においては、咬合異常の芽を摘むこと、患者の将来的な健康に寄与できる矯正歯科治療を行うことが非常に大切である（これは保田矯正塾で教えを受けた者たちの共通認識である）。

　その咬合異常の芽に気づくためには、すでに咬合異常となってしまった症例が、そこに至った原因について考察することが重要である。鼻閉に起因する口呼吸、低位舌、口腔周囲筋の弛緩、舌癖、指しゃぶり、頬づえ、乳臼歯の早期脱落、う蝕、過剰歯、歯の先天性欠如、萌出異常や遺伝など咬合異常の原因と結果を結びつけて考える習慣をつけていれば、咬合異常の芽に気づきやすくなる。メインテナンスによる定期管理型の形態を採る一般歯科診療所が多いことは、小児の成長発育に沿ったアドバイスができると同時に、こうした咬合異常を芽の段階で取り除くことができるということである。それが何よりも一般歯科診療所の強みであることも忘れてはならない。

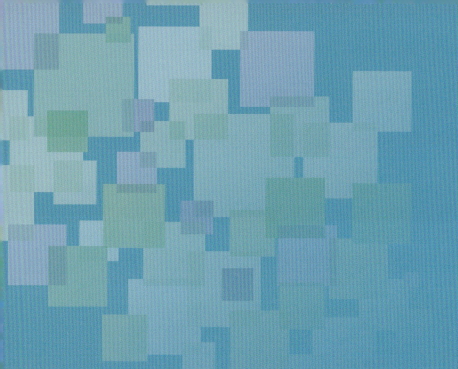

4

一般歯科も知っておくべき
矯正歯科の臨床セオリー②

資料の採得・計測・分析から診断まで

矯正歯科治療に必要な資料とは

矯正歯科治療の資料採得・計測が、治療結果を大きく左右する

矯正歯科治療では、問診やインタビュー、カウンセリングで得た情報に加えて、口腔内写真、顔面写真、模型、パノラマエックス線写真、セファログラムなどの資料をもとに診断を行い、治療計画の立案を行う。

また、より正確な診断や治療計画の立案を行うために、資料を追加する場合もある。たとえば顎関節症の既往があれば顎関節部のエックス線写真を、パノラマエックス線写真では骨吸収の状態が判断できない場合にデンタルエックス線写真を、パノラマエックス線写真で埋伏歯の存在が判明した場合、その位置や状態を把握するためにCBCTを撮影する。

またこれらの資料は、治療の妥当性を裏付ける情報ともなる。

● 矯正歯科治療の診査診断に必要な資料

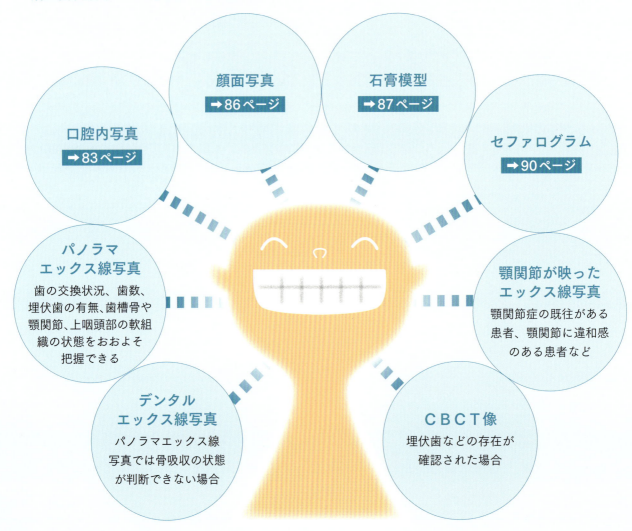

口腔内写真

色相や濃淡など口腔内の色や質感の情報を得る

ときに耳にする、「模型があれば口腔内写真は要らない」という考えは誤りである。模型には色彩の情報がなく、たとえば矯正歯科治療中、歯面にホワイトスポットが認められた場合、模型だけではそれが矯正装置装着前からあるのか、装着後に装置周りのブラッシング不良によって生じたのかわからない。患者から「装置装着後にブラッシング方法を十分に指導されなかったためこうなった」と言われても、抗弁しようがない。

歯肉の腫脹についても同様であり、軟組織の質感も把握できる。長く治療経過を診ていく矯正歯科治療においては、採得しておくべき資料であるといえよう。

● 口腔内写真の撮影・分析ポイント

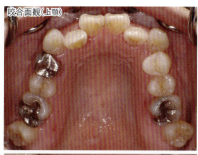
咬合面観（上顎）

通常1/2倍で撮影するが、咬合面観で第二、第三大臼歯まで撮影する場合は1/2.5倍で撮影するときれいに写る。また口腔内写真専用カメラではこうした調整は必要ないが、リングストロボを装着した一般のカメラで撮影する場合、中央部にピントを合わせ被写界深度が深くなるよう絞りの値を大きくする。

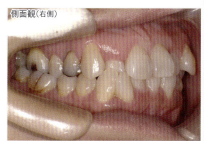
側面観（右側）

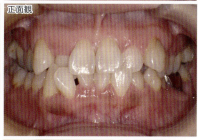
正面観

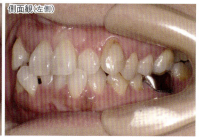
側面観（左側）

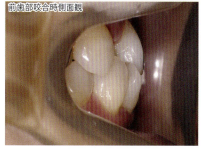
前歯部咬合時側面観

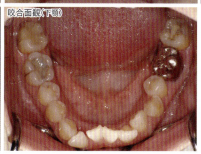
咬合面観（下顎）

矯正歯科治療に役立つ着目点
1. 歯列の対称性
2. 個々の歯の位置や萌出状況
3. overjet や overbite の量
4. 咬合と咬合異常の状態
5. 小帯の状態
6. 歯肉と歯の色
7. 歯肉など軟組織の質感

優れた口腔内写真
- ピントが合っている
- 露出が適切である
- 咬合平面の高さで撮影されている
- 咬合位で撮影されている
- 正面観が真正面から写されている
- 口唇が適切に排除されている
- 唾液が適切に除去されている
- 側面観で第一大臼歯の咬合関係が確認できる
- 咬合面観で第二大臼歯の遠心まで確認できる
- ミラーが曇っていない
- 舌が適切に排除されている

● 撮影のポジショニング、準備すべき器具

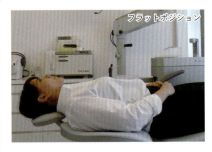
フラットポジション

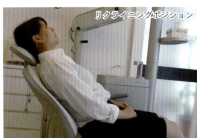
リクライニングポジション

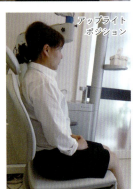
アップライトポジション

通常、歯列全体を直視でき、術者1人で撮影可能なフラットポジション、あるいはリクライニングポジションで撮影する。これらは、患者がもっともリラックスできるポジションである。上顎の咬合面観を撮影する場合は、アップライトポジションで撮影することもある。撮影者がスムーズに撮影できれば、患者も苦痛なく楽だと考えよう。

- スムーズな撮影ができるよう、器具等の準備は万端に
- 撮影中は患者に声かけをし、不安がらせたり緊張させないように心掛ける
- 患者がリラックスして口唇を緩めることがスムーズな撮影のコツである。「お口をだらーんとしてください」など気と口の緩む声掛けを行う

撮影に必要な器具

● 口角鉤
前歯用、側方歯・臼歯用、把持不要タイプ（アングルワイダー）など

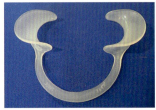
（写真は井上アタッチメント社製品）

● 口腔内写真撮影用ミラー
咬合面用、舌側・口蓋側面観用、側面観用がある。使用前にお湯などで体温程度に温めておくと、口腔内に入れたときに曇りにくい

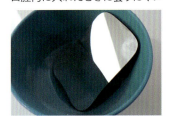

● 正面観撮影のコツ

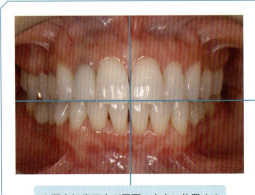

咬合平面が水平
咬合位
適正な露出

上顎中切歯正中が画面の中央に位置する

患者のポジション
● フラット、あるいはリクライニングポジション
● 顔は正面、あるいはやや右向き（術者の方を向く）

術者の位置
● 7～8時の位置

口角鉤の種類
● 把持不要タイプ、あるいは前歯用

こんな口腔内写真はNG！

下からあおるように映っている
→ カメラの角度を調整する
→ ヘッドレストの角度を調整する

下口唇が下顎前歯にかぶっている
→ 口角鉤を左右に引っ張りすぎていないか確認・調整する

咬合面が水平でない
→ 咬合面をカメラの画面に表示されるグリッドに合わせる（写真）

歯の隙間から舌がはみ出している
→ 患者に舌を奥に入れるようお願いする

泡立った唾液が滞留している
→ エアーで十分に乾かす

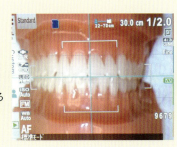

4 | 資料の採得・計測・分析から診断まで

● 側面観撮影のコツ

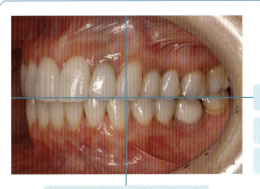

咬合平面が水平
咬合位
適正な露出
犬歯が画面の中央に位置する

患者のポジション
- フラット、あるいはリクライニングポジション
- 顔は正面

術者の位置
- 右側撮影時：3時の位置
- 左側撮影時：9時の位置

口角鉤の種類
- 把持不要タイプ、あるいは側方歯・臼歯用

ミラーの種類
- 側面観用（使用しなくても撮影可）

こんな口腔内写真はNG！

大臼歯部まで写っていない
➡写るようミラーの角度を調整する
➡犬歯の位置をカメラの画面に表示されるグリッドの中央に合わせる

粘膜や実像の写り込み
➡ミラーの角度を確認する

咬合面が水平でない
➡咬合面をカメラについている画面に表示されるグリッドに合わせる

● 上下顎咬合面観撮影のコツ

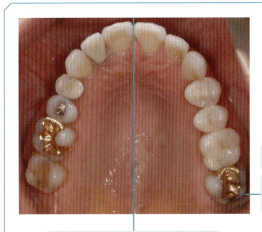

適正な露出
最後臼歯まで写っている
中切歯正中が画面の中央に位置する

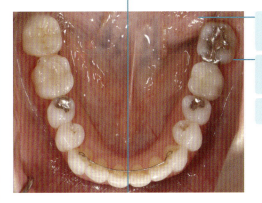

舌が適切に排除されている
最後臼歯まで写っている
適正な露出

患者のポジション
- フラット、あるいはリクライニングポジション
- 顔は正面（下顎の場合少し顎を上げてもらう）

術者の位置
- 上顎撮影時：12時の位置
- 下顎撮影時：8時の位置

口角鉤の種類
- 把持不要タイプ、前歯用、口唇排除用フック

ミラーの種類
- 咬合面観用

こんな口腔内写真はNG！

実像、鼻などが写り込んでいる
➡ミラーの角度を確認する（歯列との角度が45°になるように）

最後臼歯まで写っていない
➡十分に開口してもらい、ミラーを奥まで挿入する

舌、口唇が歯にかぶっている
➡患者に舌を奥に入れるようお願いする
➡排除を確実に行う
➡口角鉤を左右に引っ張りすぎていないか確認・調整する

顔面写真

顔の静的・動的な情報をつかみ対応を考える

診査資料としては、口唇を閉鎖した顔面を撮影することが多いが、実際の生活でそのような静的な状態で過ごす時間は短い。そのためスマイル時の写真や、必要があれば口唇閉鎖時の緊張がない状態の写真も撮影し、歯や歯肉の見え方などを記録する。オトガイ部の緊張感や口唇が閉鎖しにくいようすが見られる場合は、それも撮影する。

● 顔面写真の観察・分析ポイント [1,2]

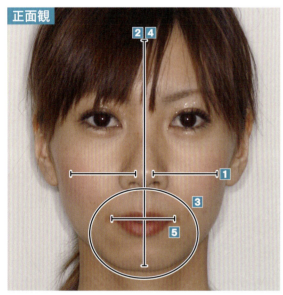

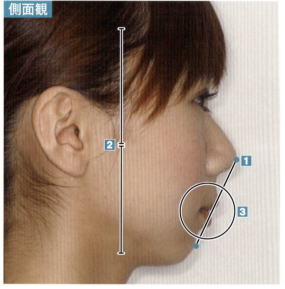

正面観

1. 左右対称性を視覚的に判断する
2. 上顔面正中に対するオトガイの側方へのずれを視覚的に判断する
3. オトガイや口唇部の緊張、口唇閉鎖困難の有無を観察
4. 垂直的な比率を視覚的に判断する（下図参照）
5. 咬合平面の歪み（舌圧子などを咬ませて撮影しても良い）

側面観

1. 鼻尖とオトガイを結んだライン（Eライン）に対する上下口唇の位置関係（日本人など東アジア人はEライン付近に上下口唇が位置するのが良いとされる）
2. 垂直方向の比率（上下顔面の長さのバランス）
3. 口唇部の緊張、口唇閉鎖困難の有無を観察

顔面の理想的な垂直的比率

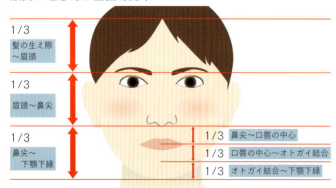

優れた顔面写真

- ピントが合っている
- 露出が適切である
- 自然頭位である
- 咬合位となっている
- 正面観が真正面から写されている
- 首が傾いていない
- 眼鏡が外されている
- 耳が写っている
- 背面の色調を統一する
- 影が映らないようにする（背景に向けてフラッシュが連動するような設定にする）

---

*1 Patterson CN, Powell DG. Facial analysis in patient evaluation for physiologic and cosmetic surgery. Laryngoscope 1974;84(6):1004-1019.
*2 白井敏雄，口腔周囲における硬軟両組織側貌形態の比較検討について．歯学 1974;62:625-648.

石膏模型

スペース分析をはじめ術前後の予測と治療計画の礎となる資料

石膏模型は、現時点の歯の排列状態や、上下顎歯列の位置関係（バイト）、咬合状態を記録・把握し、診断や治療計画を決定するうえで不可欠な資料である。歯の大きさと歯を排列することができる長さを比較することで、スペース分析を行うことができる。

最大咬頭嵌合位から作製した模型は、早期接触などで咬合が誘導されているため、正しい顎間関係を把握することは困難である。中心位で咬合を採得し、半調節性咬合器にマウントすることが望ましい。

この模型をもとにセットアップ模型を作成し、術後の予測や歯の移動量などを把握することが可能となる。

● 石膏模型の観察・分析ポイント

1. 個々の歯の位置異常
2. どのような咬合異常なのかを評価する
   （叢生／転位／捻転／傾斜／低位／高位）
3. 歯列弓形態と対称性
4. 歯数
5. 咬耗や骨隆起の有無
6. 大臼歯や犬歯の対咬関係
   乳歯期、永久歯期では、上下顎の第一大（乳）臼歯や犬歯の近遠心的な位置関係から分類する。混合歯列期では、第一大（乳）臼歯ではなく第二大（乳）臼歯の遠心端の位置関係をもとに分類し、診断を行う。
7. 前歯の overjet と overbite

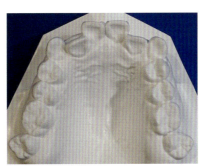
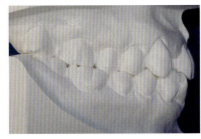
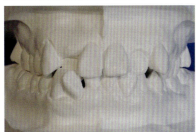
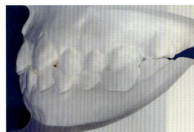
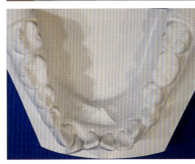

83ページの口腔内写真と同患者の模型。色彩の情報がなく、石膏模型だけではなく口腔内写真も矯正歯科治療に必要であることがわかる。

● 石膏模型分析に必要な基礎知識：Angle の分類、ターミナルプレーン [1、2]

Angleの分類

第一大臼歯の近遠心的関係を「咬合の鍵（key to occlusion）」と考え、上下顎歯列弓の近遠心的関係に基づいて3つの級に分類し、II級はさらに2つに分類している。簡便な分類であるが、第一大臼歯の位置以外に情報がないなど欠点もある。

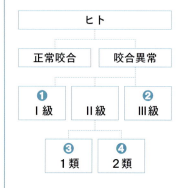

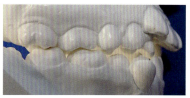 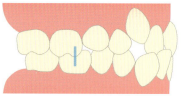

❶ I級不正咬合　上下顎第一大臼歯の関係は近遠心的に正常である

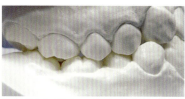 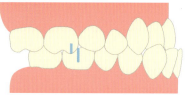

❷ III級不正咬合　上顎第一大臼歯に対して下顎第一大臼歯が近心に咬合する

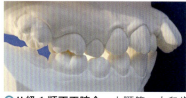 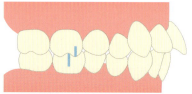

❸ II級1類不正咬合　上顎第一大臼歯に対して下顎第一大臼歯が遠心に咬合し、上顎前歯部の前突をともなう（口呼吸と関係がある）

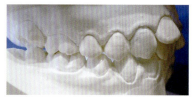 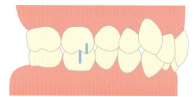

❹ II級2類不正咬合　上顎第一大臼歯に対して下顎第一大臼歯が遠心に咬合し、上顎前歯部の後退をともなう

ターミナルプレーン

乳歯列期や混合歯列期には永久歯列期の分類であるAngleの分類は使用せず、上下顎第二乳臼歯の遠心端の位置関係で分類する。垂直型（❶）がもっとも多く、永久歯咬合になった際にAngle I級になる確率が高い。また近心階段型（❷）はAngle I級かIII級となり、遠心階段型（❸）はAngle II級となる確率が高い。
混合歯列期は、早期接触などで顎位が誘導されていることが多い。臼歯関係が垂直型でない場合は模型を採得し、上下顎第二乳臼歯の遠心端を垂直型にあわせてみると、早期接触している部位がわかり、治療計画の立案に役立つ。

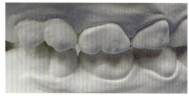 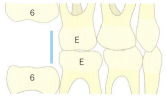

❶ 垂直型（バーティカルタイプ）　上下顎第二乳臼歯遠心面が一致する

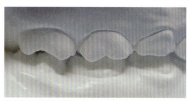 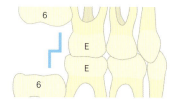

❷ 遠心階段型（ディスタルステップタイプ）　下顎第二乳臼歯遠心面が上顎同部より遠心にある

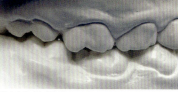 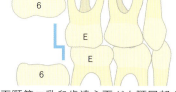

❸ 近心階段型（メジアルステップタイプ）　下顎第二乳臼歯遠心面が上顎同部より近心にある

● 石膏模型の計測・分析項目 [*1, 2]

❶ 歯の大きさの計測
（歯冠の近遠心幅径）

上下顎片側第一大臼歯〜反対側第一大臼歯の近遠心幅径を、ノギスやディバイダーなどを用いて計測する。近年では石膏模型や口腔内の歯列をスキャナで取り込み、ソフトウェアを用いて計測することも可能となった。

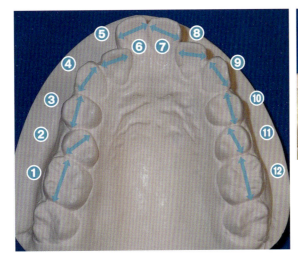

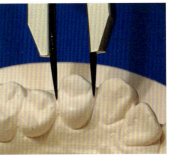

ディバイダーでの計測。

❷ 歯を排列できるスペースの計測

ノギスやディバイダーなどを用いて、上下顎片側第一大臼歯近心面〜反対側第一大臼歯近心面までの長さを計測する。計測は前歯の2歯、犬歯〜臼歯の3歯をまとめて行い、合算する。

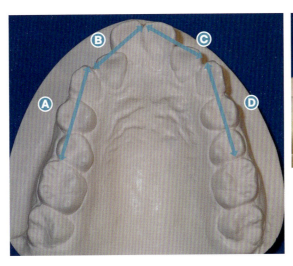

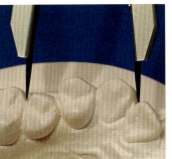

ディバイダーでの計測。

片側第一大臼歯近心面〜反対側第一大臼歯近心面間の排列可能なスペース（❷）から、同歯間にある歯の近遠心幅径（❶）の総和を引くと、不調和の量（アーチレングスディスクレパンシー）を求めることができる。

片側第一大臼歯近心面〜反対側第一大臼歯近心面間の **排列可能なスペース**	−	片側第一大臼歯〜反対側第一大臼歯間にある歯の **近遠心幅径の総和**	＝	**不調和の量**（アーチレングスディスクレパンシー）

不調和の量がマイナスの値の場合

歯の大きさに対し、排列可能なスペースが狭いことを示す。

- そのまま排列すると唇（頬）側傾斜させてしまう
- 数値に応じて抜歯やスライスカットが必要となる

不調和の量がプラスの値の場合

歯の大きさに対し、排列可能なスペースが広いことを示す（数値＝空隙の量）。

- そのまま排列すると舌（口蓋）側傾斜させてしまう
- 数値に応じて歯冠幅径の増大や増歯が必要となる

[*1] 高田健治（編著）．高田の歯科矯正の学び方 わかる理論・治す技術．大阪：メデジットコーポレーション, 2010．
[*2] 高橋正光, 保田好隆, 武内豊, 齋藤茂, 渡辺隆史．矯正臨床一般歯科医のための理論と実務．東京：デンタルダイヤモンド社, 2013．

● 石膏模型の計測・分析項目［つづき］

❸ Spee 湾曲の計測

正常咬合では、前歯部から臼歯部までの咬合平面がまっすぐか、非常に緩やかな弧を描く。異常な強い Spee 湾曲を減じるには排列スペースが必要となるため、診査時に Spee 湾曲の量、つまり咬合平面の最浅部から最深部までの距離を求める（Spee 湾曲を除去するには、近似的に片側の Spee 湾曲の深さと同じスペースが必要となる）。下顎のアーチレングスディスクレパンシーからさらに Spee 湾曲の量の 2 倍（両側分）を減じると、下顎の叢生と Spee 湾曲を加味したディスクレパンシーの量が算出される。これは、抜歯症例か非抜歯症例かを判定する指標のひとつとなる。

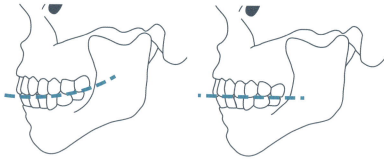

不正咬合：咬合平面が強いカーブを描く

正常咬合：咬合平面が非常に緩やかか、まっすぐである

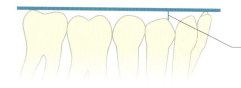

Spee 湾曲の量（咬合平面の最浅部から最深部の距離）**を計測する**
一般に、咬合面に平坦な板を置き、最深部までの距離を側方から定規で計測する。近年では自動計測装置も用いられているようである。

| 下顎の不調和の量
（アーチレングス
ディスクレパンシー） | − | Spee 湾曲の量
咬合平面の最浅部から
最深部の距離 | ×2 | ＝ | 抜歯？ 非抜歯？
下顎の叢生と Spee 湾曲を加味した
ディスクレパンシーの量 |

※筆者（保田）は −6mm を目安に抜歯判定

セファログラム

セファログラムの限界をふまえつつ、患者の個性に合った改善を目指す

　通常、正面と側方の 2 種類を撮影し、2 つの計測点間の距離や、3 つの計測点のなす角度を計測し、気道の大きさ、扁桃や舌の状態、顎骨の左右対象性を観察する。また側方セファログラムは、術前後の比較、標準像との比較などが可能である（一方正面セファログラムは、撮影時の顔面の上下的な角度によって画像上の顔の長さが変わるため、過去のものと重ね合わせて比較することができない）。

　現在の矯正歯科治療＊では、患者の個性に合わせた咬合と容貌を目指すことも多く、治療目標をセファログラムの平均値に設定していた過去の矯正歯科治療に比べ、セファログラムが果たす役割や重要性は減ったといえる。またエックス線写真の撮影条件、点入力の誤差、計測の精度の限界など、セファログラムの限界をふまえて論じる必要があるだろう。

　一般歯科診療所でも、患者の上下顎骨の前後的・垂直的な大きさや位置、下顎下縁平面の傾き、上下顎前歯部の傾斜の度合いなどを観察・計測する。また気道、扁桃や舌位などの口腔周辺組織の観察も忘れてはな

4 | 資料の採得・計測・分析から診断まで

らない。筆者（Dr. 保田）は、分析ソフトウェア（ドルフィン3D〔ジーシーオルソリー社〕）を用い、デジタルセファログラムをコンピュータ上で分析している。この分析方法では、ソフトウェアが指示する計測点をコンピュータ上で入力をしていくだけで完了する。しかし計測点の認知が難しく、矯正専門医においても大きな誤差があることが知られている*。

● セファログラムの観察・分析ポイント

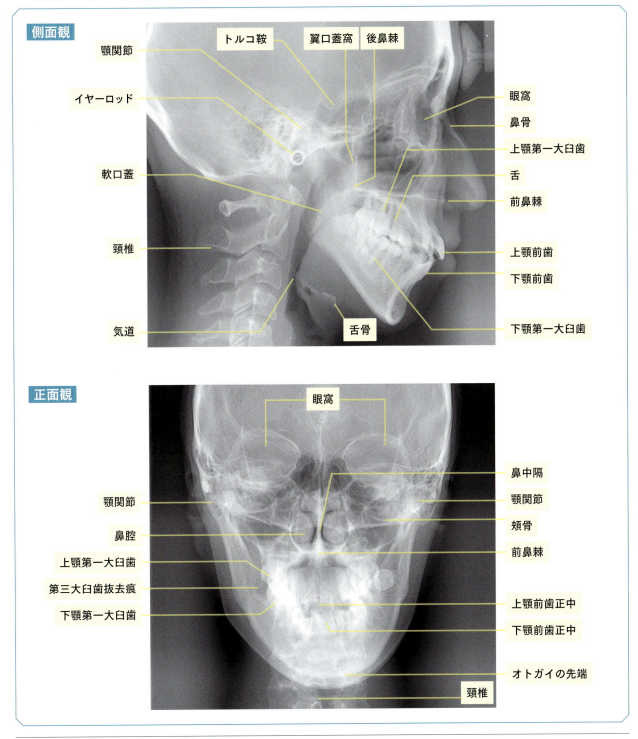

* 髙田健治（編著）．髙田の歯科矯正の学び方 わかる理論・治す技術．大阪：メデジットコーポレーション，2010．

おもな計測点と基準平面

数多くの計測点や基準平面が、先人らによって定義されている。すべてを列挙することは難しく、おもな計測点と基準平面を紹介する*。

● おもな計測点

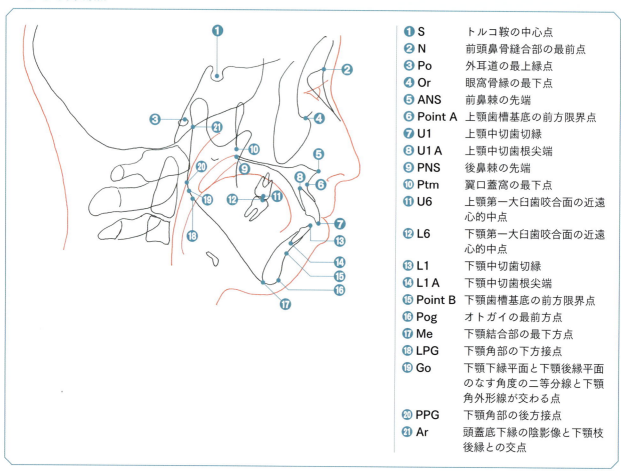

❶	S	トルコ鞍の中心点
❷	N	前頭鼻骨縫合部の最前点
❸	Po	外耳道の最上縁点
❹	Or	眼窩骨縁の最下点
❺	ANS	前鼻棘の先端
❻	Point A	上顎歯槽基底の前方限界点
❼	U1	上顎中切歯切縁
❽	U1 A	上顎中切歯根尖端
❾	PNS	後鼻棘の先端
❿	Ptm	翼口蓋窩の最下点
⓫	U6	上顎第一大臼歯咬合面の近遠心的中点
⓬	L6	下顎第一大臼歯咬合面の近遠心的中点
⓭	L1	下顎中切歯切縁
⓮	L1 A	下顎中切歯根尖端
⓯	Point B	下顎歯槽基底の前方限界点
⓰	Pog	オトガイの最前方点
⓱	Me	下顎結合部の最下方点
⓲	LPG	下顎角部の下方接点
⓳	Go	下顎下縁平面と下顎後縁平面のなす角度の二等分線と下顎角外形線が交わる点
⓴	PPG	下顎角部の後方接点
㉑	Ar	頭蓋底下縁の陰影像と下顎枝後縁との交点

● おもな基準平面

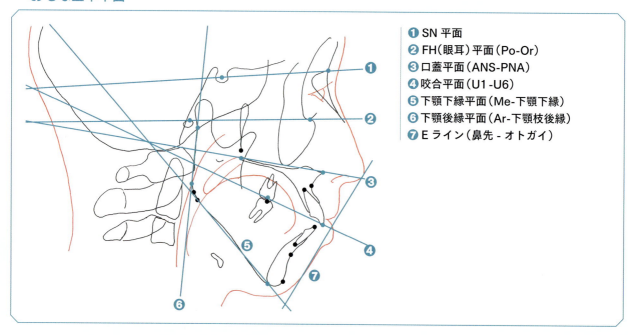

❶	SN 平面
❷	FH（眼耳）平面（Po-Or）
❸	口蓋平面（ANS-PNA）
❹	咬合平面（U1 -U6）
❺	下顎下縁平面（Me-下顎下縁）
❻	下顎後縁平面（Ar-下顎枝後縁）
❼	E ライン（鼻先 - オトガイ）

おもな計測項目

計測項目には、角度と距離の2種類がある。先人らによって定義されたさまざまな計測項目があるが、本項ではおもな計測項目のみ示す*。

● おもな角度計測項目

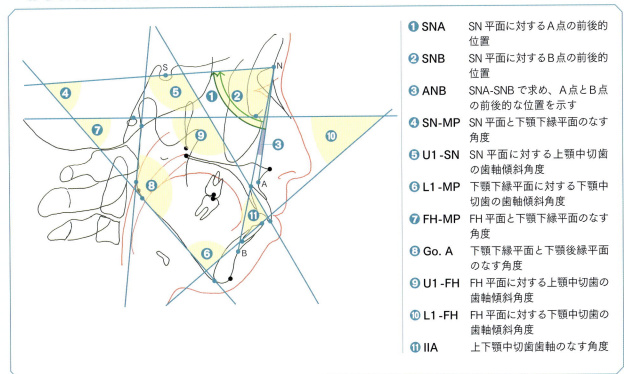

❶	SNA	SN平面に対するA点の前後的位置
❷	SNB	SN平面に対するB点の前後的位置
❸	ANB	SNA-SNBで求め、A点とB点の前後的な位置を示す
❹	SN-MP	SN平面と下顎下縁平面のなす角度
❺	U1-SN	SN平面に対する上顎中切歯の歯軸傾斜角度
❻	L1-MP	下顎下縁平面に対する下顎中切歯の歯軸傾斜角度
❼	FH-MP	FH平面と下顎下縁平面のなす角度
❽	Go.A	下顎下縁平面と下顎後縁平面のなす角度
❾	U1-FH	FH平面に対する上顎中切歯の歯軸傾斜角度
❿	L1-FH	FH平面に対する下顎中切歯の歯軸傾斜角度
⓫	IIA	上下顎中切歯歯軸のなす角度

● おもな距離計測項目

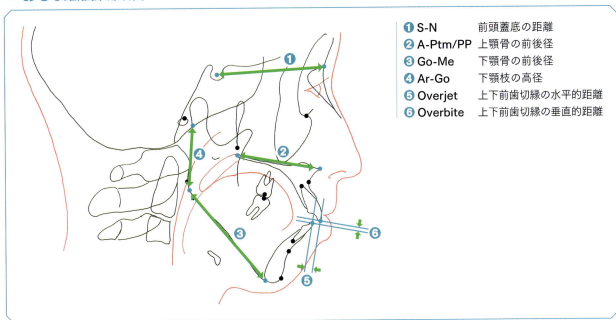

❶	S-N	前頭蓋底の距離
❷	A-Ptm/PP	上顎骨の前後径
❸	Go-Me	下顎骨の前後径
❹	Ar-Go	下顎枝の高径
❺	Overjet	上下前歯切縁の水平的距離
❻	Overbite	上下前歯切縁の垂直的距離

---

* 髙橋正光，保田好隆，武内 豊，齋藤 茂，渡辺隆史．矯正臨床―一般歯科医のための理論と実務．東京：デンタルダイヤモンド社，2013．

計測結果の分類と診断

診断名はその不正咬合の分類を示す

矯正歯科治療における診断とは、分類を行うことである。診断名も「上下顎前歯部に叢生、大きな overjet（咬合異常の特徴）、前歯部に開咬をともなう Angle II 級 1 類（Angle 分類）、骨格性 2 級（骨格性の分類）、ハイアングル症例（下顎下縁平面の開大度）」などと表記される。

● セファロ分析に必要な基礎知識：骨格性不正咬合の分類 *

骨格性形態異常の分類

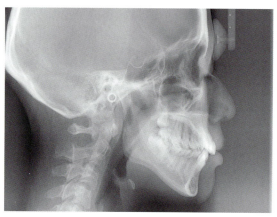

骨格性 1 級
標準的な上下顎骨の位置関係を呈する（標準的な値の範囲は人種、年齢、性別、そのデータの母集団の数、地域によって異なる）。統計学的には、ヒト全体の 2/3 がこの範疇に入る。

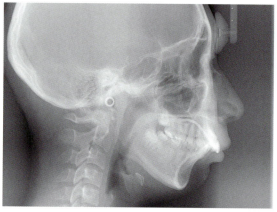

骨格性 2 級
骨格性上顎前突（出っ歯）。ANB は標準的な値より、1 標準偏差を超えて大きな値を呈している。統計学的には、ヒト全体の 1/6 がこの範疇に入る。

下顎下縁平面の開大度

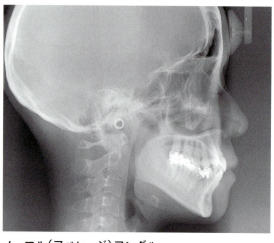

ノーマル（アベレージ）アングル
下顎下縁平面角の開大度が標準的（標準的な値の範囲は人種、年齢、性別、そのデータの母集団の数、地域によって異なる）。統計学的には、ヒト全体の 2/3 がこの範疇となる。

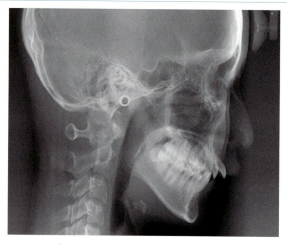

ハイアングル
下顎下縁平面角の開大度が大きい（1 標準偏差を超えて大きな値を呈している）。統計学的には、ヒト全体の 1/6 がこの範疇に入る。このタイプは、矯正歯科治療で大臼歯を挺出させるとさらに開大度が増すため、大臼歯の圧下を心掛けながら治療することが必要である。

骨格性の不正咬合については、ANBの大きさによって骨格性1〜3級に分類することができる。また下顎下縁平面の開大度によって、ノーマルアングル（アベレージアングル）、ハイアングル、ローアングルと分類することができる。

これらは数学的に（正規分布している前提で）分類されるもので、平均値±1標準偏差の範囲の値であれば骨格性1級やノーマルアングルに、この領域を越えて大きな値を示していれば骨格性2級あるいはハイアングル、小さい値なら骨格性3級あるいはローアングルと分類される。

● 診断のしかたのポイント

- 審美性は、判断する者の主観や好みではなく「バランス」である
- セファログラムのデータのみに頼らず、問診、臨床診査、模型分析や顔面写真などのデータをすべて交えて、総合的かつ客観的に診断する
- 診断用のセットアップなどを作成し、術後の咬合、排列の状態を具体的でわかりやすくすると良い。その方が、患者にも治療内容が理解されやすい

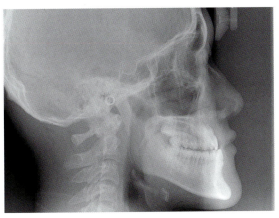

骨格性3級
骨格性下顎前突（受け口）。ANBは標準的な値より、1標準偏差を超えて小さな値を呈している。統計学的には、ヒト全体の1/6がこの範疇に入る。

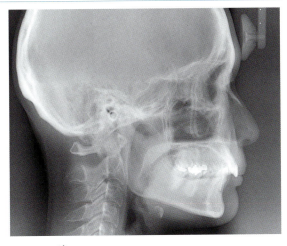

ローアングル
下顎下縁平面角の開大度が小さい。1標準偏差を超えて小さな値を呈している。統計学的には、ヒト全体の1/6がこの範疇に入る。矯正歯科治療で大臼歯を圧下させるとさらに開大度が減じるため、大臼歯の挺出を心掛けながら治療することが必要である。

下顎下縁平面角を開大させると、下顎がセファログラム上で時計方向に回転し、ANBの角度が大きくなる。逆に下顎下縁平面角を閉じるようにすると、下顎が反時計方向に回転し、ANBの角度も小さくなる。骨格性の分類を行うANBの値と、下顎下縁平面角の開大度が互いに関連していることを忘れないように！

* 髙田健治（編著）．髙田の歯科矯正の学び方 わかる理論・治す技術．大阪：メデジットコーポレーション，2010．

Attention！歯科衛生士トピックス
一般歯科と矯正歯科、資料の取りかたのここが違う！

より統一された規格性を求めて

　矯正歯科治療では、資料を用いて治療前後や保定後などとの経時的な比較を行うことが多い。そのため、資料はつねに規格的に採取しなければならない。

　たとえば画像はつねに同じアングルで撮影されなければならず、口腔内写真には歯列がすべて収まるように写っていなければならない。また顔面写真も頭頂部から胸の上付近までが撮影されていなければならない。資料が規格的に採得されなければ、治療経過の検証が正確にできず、資料の価値としては非常に低くなってしまう。

資料採取のポイント

- すべての画像資料を規格どおりに撮影する
- 口腔内写真では、前歯部側面観と早期接触部位も撮影する
- パノラマエックス線写真は顎関節まで写るようセットする
- 模型作成用の印象を採取する際は、可能な限り深く（歯肉頬移行部まで）採得する
- セファログラムでは、硬組織だけでなく軟組織も確認できるよう、撮影時に条件を調節する
- セファログラム撮影時にはイヤーロッドを装着し、確実に頭を固定させて撮影する
- セファログラム撮影時は、患者の視線だけが正面を向きがちであるため、顔が正面を向くように注意してもらう
- パノラマエックス線写真は、歯根や顎関節の形態が確認できるよう撮影時に調整する
- 患者が小児だと、エックス線撮影時に恐怖を感じて撮影がうまくいかないことがある。宇宙船のように機械が顔の周りを回ることや、10数えたら撮影が終わるからちょっとガマンしてね、などと声をかけて安心させるような、成人とは異なる配慮が必要である

資料採取時に得られた患者の情報も、確実に伝達しよう

　資料を採得している間に患者との会話から得た情報や、歯周病あるいはう蝕リスクなどに関する情報を歯科医師に報告しよう。歯科医師はその情報も加味して、すぐに矯正歯科治療に入るべきか、歯周基本治療やTBIなどを徹底的に行ったあと矯正歯科治療に移行すべきかどうかを決定していくため、治療計画立案の大きな助けとなる。

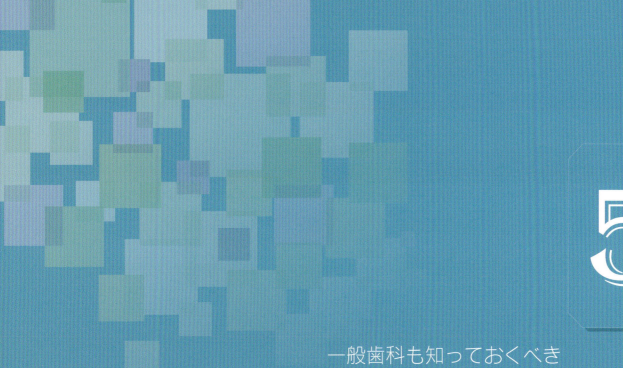

5

一般歯科も知っておくべき
矯正歯科の臨床セオリー③

治療計画の立案・説明

治療計画の立案

包括的な治療計画に加え、患者の希望や事情を勘案し複数のプランを提示しよう

　特に成人の患者の場合は、歯周治療、補綴治療、保存療法、口腔外科等の見地にも立って、患者の希望も考慮しつつも必要と考えられる包括的な治療プランを立案する。矯正歯科治療としては審美的な改善をはじめ、咀嚼機能、発音や呼吸機能までを考慮すべきである。

　ただし、包括的矯正歯科治療はより良い口腔内へと再建するために最善ではあるが、時間や治療費を減らすために限局的矯正歯科治療と補綴治療を組み合わせるプランを合わせて提示するなど、患者の治療に割くことができる時間的、経済的な負担も勘案し、患者が選択できるよう複数のプランを提案するのが、さらに望ましいといえる。

● 混合歯列期の治療計画立案のポイント

1. 主訴は何か（何を改善すべきか）
2. 問題は何か
3. いつから治療を始めるのが良いか
4. 永久歯の萌出余地は十分か
5. 口呼吸はあるか
6. 使用する装置と治療手順はどうするか
7. 患者の治療に対するモチベーションはあるか
8. 遺伝的影響を知るために家族歴を聞く（例：親が下顎前突であるか）
9. 早期接触はあるか
10. う蝕のリスクはどの程度か
11. II期治療は必要か
12. II期治療での抜歯をともなう矯正歯科治療の可能性はあるか
13. 自院での治療は可能か

● 永久歯列期の治療計画立案のポイント

1. 主訴は何か（何を改善すべきか）
2. 問題は何か
3. 顎位における最大中心位と咬頭嵌合位の差は大きいか
4. 早期接触はあるか
5. エッジワイズ装置を使用する前に、他の装置で改善すべきことはあるか
6. （第三大臼歯を含めて）抜歯すべきか
7. どの部位の抜歯が適切か
8. どの歯をどのように移動させるのか
9. アンカレッジ（固定源）はどのようにするか
10. 術後の大臼歯関係を含めた咬合をどうするか
11. 適切な側方向のガイドの設定は可能か
12. 適切なアンテリアガイダンスは得られるか
13. 術前に認められた最大咬頭嵌合位と中心位の隔たりを減じることはできるか
14. 補綴治療や保存治療の必要性はあるか
15. 包括的矯正歯科治療ではなく、限局的治療や補綴治療で改善を目指せる可能性はないか
16. 歯周病を悪化させないようにするにはどうすれば良いか
17. 歯の移動が可能な歯槽骨の状態か
18. 患者の治療に対するモチベーションはあるか
19. 自院での治療は可能か

治療計画の説明

短時間でわかりやすく、複雑な内容は文書で伝える

　治療計画が立案できたら、患者あるいはその保護者に対して説明を行う。しかし、患者やその保護者が短時間に多くの資料の解析結果を一度に説明されても、すべて理解することは非常に困難である。そのため、たくさんの情報を一方的に患者に伝えて終わるのではなく、できるだけ正確に理解してもらえるよう、歯科医療側が事前に情報を整理して要点をまとめ、理路整然とした、短時間でわかりやすいプレゼンテーションをすることが求められる。

　また、費用や予測される治療期間についての説明も必要である。複数の治療計画を提案する場合は、それぞれのメリットとデメリットについても説明を行わなければならない。

　また、患者が治療内容を十分に理解したうえで治療を受けることができるよう、あるいは治療後の満足度のために、この時点で治療計画や治療費用、おおまかな治療期間などを記した書類や、矯正歯科治療を開始するにあたっての注意書きなどを作成しておくことが肝要である。院内ですぐにどの方法を選択するのか迫るのではなく、患者が文書をもち帰って熟読し、時間をかけて検討できるようにする。

　また治療計画をいくつか提案し、患者へ説明をしている間は何度もタイミングをみて質問がないか聞き、患者が理解できているか確認しながら説明を進める。また、便宜抜歯の必要性といった治療のポイントや突然告げられると患者が困惑する可能性が考えられることがらについては、繰り返し説明すると良い。歯列のイラストを描いて、どのように治療が進んでいくか理解できるようにくふうするのも良いだろう。

● **患者に伝えるべき項目**

- 現状の説明
- 資料に基づいた検査結果の報告
- 診断の通知
- 治療計画の提案とその目的（複数のプランを提案する場合がある）、治療におけるメリットとデメリットの説明
- 治療期間の提示
- 治療の費用と支払い方法の提示

Attention！歯科衛生士トピックス
情報の伝達と記録を確実に！

医療面接ではおりにつけてメモをし、情報を間違いなく伝えよう

　歯科衛生士は歯科医師が行う説明を書きとり、患者から説明を求められた際に、間違いなくその内容を患者へ伝える必要がある。そのために当該患者に対して説明がなされる前に、事前に歯科医師と打ち合わせを行い、確認・理解しておく。

治療計画や注意点は、こんな伝え方をしよう

　人のものごとのとらえ方は、生育環境やそのときの生活背景によって、十人十色である。またたった1日の間でも、肯定的に考えたり、否定的に考えたり、そのときによって考え方が異なるということは、大いにある。

　患者ももちろんそうで、通り一遍の説明をし続けても、患者によっては理解されない、肯定的に受け止められないこともある。そして来院のたびごとに、理解度の高さや受け取りかたが変わるということもありうる。そのため、一度の説明では相手が正確に理解することができないこと、理解されていると思っていたことも、ときと場合によって変わりうることを念頭においておこう。

　歯科医師との医療面接終了後に、患者がどれくらい理解できたかを確認するため、再度歯科衛生士側から同様の説明をさらに噛み砕いて話し、患者が理解しているか、表情をうかがいながら確かめよう。このとき、たとえば「先ほどの先生からの説明では、大切なポイントが〇個あったんですよ」と数字を使って説明すると、重要事項が覚えやすく、分かりやすい。

　この歯科衛生士による再説明や再確認は非常に有効で、患者が歯科医師には質問しづらかったことや、本音を聞けるチャンスでもある。1度目は説明を理解するので精いっぱいだった患者が、歯科衛生士からの噛み砕いた説明といったん時間を経たことで、質問しやすくなるという利点もある。そのため、歯科衛生士が説明と傾聴をうまく織り交ぜながら、患者の気持ちや治療に対する安心をさらに引き出すことが肝要となる。こうしたコミュニケーション力が大切になる場面は、歯科衛生士の業務に非常に多い。医療面接時に限らず、来院時や各治療ステップごと、あるいは患者に質問されるたびに、説明と傾聴を繰り返すことが、矯正歯科治療という長期にわたる治療を成功させる力となる。

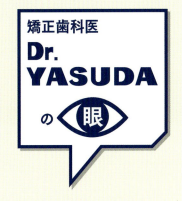

矯正歯科医 Dr. YASUDAの眼

かかりつけ医ならではの治療計画・治療説明とは

　矯正歯科医の多くは矯正歯科治療のみを行っているため、歯周治療、う蝕治療、歯内療法、予防治療や簡単な外科治療などの処置は、かかりつけ医などの一般歯科医に任せている。そのため、矯正歯科以外の分野の知識を豊かにもち合わせている矯正歯科医が少なく、治療の選択肢の多様性が乏しいように思える。

　一方、一般歯科医はこれらの多様な治療に精通しており、「かかりつけ医」として歯科治療を大局的に俯瞰できると考える。そのため歯科治療を、矯正歯科に限局することなく、矯正歯科治療を組み込んだ包括的な形で提案することができる。これこそが、一般歯科医が矯正歯科治療を行う最大のメリットであろう。

　ひとつの歯科医院において、患者の人生の長い期間をともに歩む「かかりつけ医」という立場で、患者へ最良の治療を供与するために、多様な歯科治療の手段をカスタマイズするという思考で治療計画を立案できるのは、患者にとっても最善の包括的歯科治療ではないだろうか。そうした観点からも、矯正歯科治療のスキルアップに、歯科医院として取り組んでほしい。

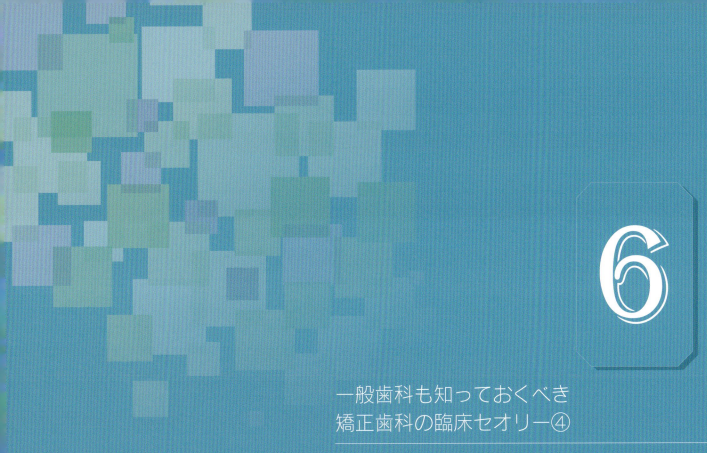

一般歯科も知っておくべき
矯正歯科の臨床セオリー④

TBI・
歯周基本治療

矯正歯科治療のカギは歯科衛生士が握る

「きれいな口元になるため」「きれいな口元を保つため」のＴＢＩから始める

矯正歯科治療成功の鍵のひとつに、患者のセルフケアがある。矯正装置の装着後は、口腔内の細菌が爆発的に増加するとされており[1]、加えて、装置の形態が複雑であるためプラークが貯まりやすくなり、かつ歯ブラシの毛先が細かいところまで届きにくいなど、ブラッシングの難度が高くなって口腔衛生状態を悪化させる。

なお、文献的には歯の位置異常とう蝕発生に相関は認められないものの、口腔衛生に対する患者のモチベーションが影響しているとされる[2]。また咬合異常があり、口腔衛生状態が平均レベルを下回る患者は、歯周病の発生には十分に注意を払わなければならないとされる[3]。さらに、矯正装置が口腔内細菌に及ぼす影響について検討を行った結果、*Actinobacillus actinomycetemcomitans*（A.a 菌）が、矯正装置を装着した小児の85％に検出されることも示されている[4]。

矯正歯科治療を行った結果う蝕や歯周病に罹患、あるいは悪化しては何のための治療かわからない。またう蝕や歯周病に罹患した、あるいはしやすい状態で矯正歯科治療を始めても、治療途中に問題が続出するであろう。それを防ぐために月１度のメインテナンスではTBIを行い、適切なオーラルハイジーンコントロールが矯正歯科治療を成功させ、また歯並びの改善も口腔の清掃性や健康を向上させることを重々伝えよう。

ブラッシング指導のポイント

ブラッシング指導では、プラークの残りやすい部分を患者に知ってもらうなど、具体的にポイントを押さえて指導することが大切であり、そのためには歯科医師や歯科衛生士が、矯正装置のしくみや特性を理解することが必要である。なお、セルフケアができないからといって、どの

● **矯正歯科治療開始までに歯科衛生士がやっておくべきこと**

- 現状やこれから行う矯正歯科治療についてのインフォームドコンセント
- 患者との信頼関係の構築
- 患者の食生活習慣／悪習癖／生活背景／生活習慣／性格／治療に対する協力性／セルフケア状況の把握

- 口腔に関するリスクファクターの把握
- TBI
- スケーリング、SRP（歯周基本治療）
- う蝕リスク検査、歯周病リスク検査
- 全身的な健康状態の確認

＊1 Rosenbloom RG, Tinanoff N. Salivary Streptococcus mutans levels in patients before, during, and after orthodontic treatment. Am J Orthod Dentofacial Orthop 1991;100(1):35-37.
＊2 Helm S, Petersen PE. Causal relation between malocclusion and caries. Acta Odontol Scand 1989;47(4):217-221.
＊3 高田健治（監修），保田好隆，日高 修（著）．矯正歯科治療とオーラルハイジーンコントロール．東京：クインテッセンス出版，2000.
＊4 Michael G. Newman, Henry H. Takei, Fermin A. Carranza（著），申 基喆，河津 寛，嶋田 淳，安井利一，上村恭弘（監訳）．CARRANZA'S クリニカル ペリオドントロジー 上巻. 2005.

年代の患者であっても責めてはならない。励ましながらできたことをほめることが大切である。そうすると患者のモチベーションが維持され、適切なセルフケアが習慣化し、口腔衛生状態が向上する場合が多い。

また、う蝕リスク検査や歯周病リスク検査を行い、患者のもつリスクを矯正歯科治療開始前に知ることも重要である。その結果によって、患者がセルフケアで特に何に留意するべきか、伝える内容を考えていく。

さらに、歯石の付着や炎症がある状態で歯を移動させると、歯周組織が破壊されてしまう[*4]。「矯正歯科治療を行わない方が良かった」などと患者に思わせないためにも、矯正歯科治療前の歯周基本治療は必須である。さらに、プロフェッショナルケア施術後のきれいな状態の口腔内を見てもらったり、セルフケアとはまた違う爽快感を体感してもらうと、

● 咬合異常でプラークが残りやすい部分の例と、患者側に伝えておきたい清掃方法

筆者（Dr. 谷山）は、ブラッシング不良の患者に、電動歯ブラシ（ソニッケアーキッズ〔フィリップス〕）と、テーパード毛のワンタフトブラシ（EX onetuft systema〔ライオン歯科材〕）の使用を勧めている。以下、咬合異常の種類別に、清掃方法のポイントを述べる。

叢生の例

利き手（本症例は右利き）側に炎症とプラーク残留を確認

利き手側の側切歯から犬歯の、ちょうど歯列のカーブに差しかかる部分は、磨かず通り過ぎてしまいがちである。

こうして解決！➡ 音波水流によるプラーク除去効果が高く、効率的なホームケアができる種類の電動歯ブラシの使用を勧める。ハンドルがラバーであるなど握りやすく、歯ブラシの大きさも選べるものが良い。

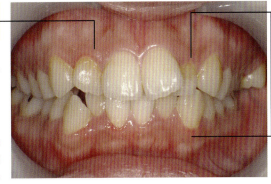

上下顎に強い叢生を確認

叢生部位は歯に段差があるうえ、歯槽骨に頬舌的な厚みの差と、それにともなう歯肉の厚みの差があるため、プラークが残留し、炎症が起きやすい。

こうして解決！➡ テーパード毛のワンタフトブラシを使用し、叢生となっている歯と、その周囲の歯肉溝まで毛先を到達させながら磨き、プラーク除去と炎症の改善を目指す。

反対咬合の例

側切歯の舌側転移が確認できる

こうして解決！➡ ワンタフトブラシを使用し、歯列から逸脱している歯面に確実に毛先を当てて磨く。また、プラークの付着しやすい歯間部は歯間ブラシを使用する。

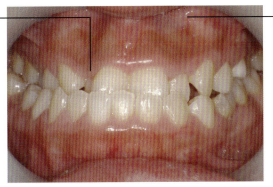

劣成長で高口蓋の口腔内

口呼吸があると唾液の自浄作用の恩恵を受けにくいため、プラークが残留しやすい。

こうして解決！➡ 超音波歯ブラシの使用で唾液腺を刺激し、唾液の自浄作用を促すとともに、効率的なプラーク除去を目指す。

口腔内への関心や通院のモチベーションを上げるきっかけとなる。
　患者がセルフケアで口腔衛生状態をコントロールができるようになり、歯周組織に炎症が認められなくなれば、矯正装置の準備を始める。

● 咬合異常でプラークが残りやすい部分の例と、患者側に伝えておきたい清掃方法［つづき］

空隙歯列の例

歯肉に強い炎症がみられる

こうして解決！➡ 手用歯ブラシを使用する場合は、歯面を傷つけないように軟らかい毛先のものを選ぶ。超音波歯ブラシを使用する場合は、パワーを最小にし、歯肉に強く当てすぎないように指導する。

歯間空隙が広い

広い歯間にプラークや食渣が貯まりやすい。

こうして解決！➡ 空隙に合ったサイズの歯間ブラシを使用する。

口呼吸がみられる

口呼吸があると、唾液の分泌量低下や乾燥を招き、プラークの停滞や歯肉の腫脹発赤、歯質の脱灰が起こりやすくなる。

こうして解決！➡ 唾液腺への刺激で唾液分泌量が増え、歯ブラシが苦手な患者にも使いやすい超音波歯ブラシの使用を勧める。また、プラークの付着しやすい歯間部は歯間ブラシを使用する。

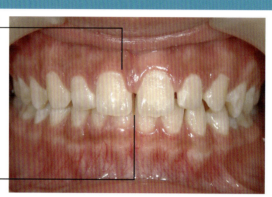

開咬の例

開咬だと口唇も開きやすい

上下顎前歯部にホワイトスポットやプラークの残留、歯肉の炎症が生じやすい。

こうして解決！➡ 全体的に超音波歯ブラシ（ヘッドはミニサイズ）で磨いた後、ワンタフトブラシで前歯部を中心にブラッシングを行う。プラークの付着しやすい歯間部は歯間ブラシを使用する。

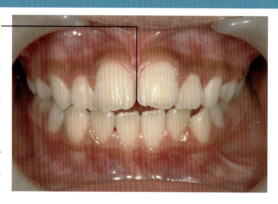

過蓋咬合の例

下顎前歯部のプラークが流れない

上顎前歯部に押し込められた下顎前歯部にプラークが停滞しやすい。

こうして解決！➡ 電動歯ブラシで歯周ポケットの汚れをかき出すように磨くバス法によるブラッシングが効果的である。プラークの付着しやすい歯間部は歯間ブラシを使用する。

歯冠長が短い

隣接面に食物残渣が停滞しやすい。

こうして解決！➡ デンタルフロスも日常的に使用してもらう。

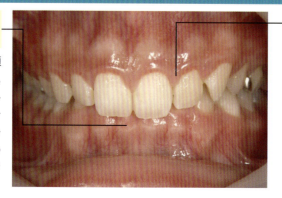

フッ化物高配合歯磨剤をはじめとしたオーラルケア用品や薬剤も活用しよう

歯ブラシなどを使用する機械的清掃と同様に、歯科治療のどの場面においても、薬剤を用いた化学的清掃は欠かせない。日本でう蝕罹患率が減じ続けている[*1]背景には、フッ化物歯磨剤の普及や市町村の保健所によるフッ化物塗布、フッ化物洗口の取り組みがあるといえよう。

特に矯正歯科治療においては、複雑な矯正装置が口腔内に装着されると、機械的な清掃性が落ちる。さらに、矯正装置が合着・接着された歯面からは、粘膜が離れて唾液に触れにくくなる。また口を動かしにくくなって、その結果唾液分泌量が減少する。

そうした状況においてう蝕予防の一助となるのが、歯質を強化するフッ化物高配合歯磨剤をはじめとしたオーラルケア用品・薬剤である。患者に効果的なホームケアを身につけてもらうためには、機械的清掃の

化学的清掃によるアプローチ方法

2017年3月より、本邦でも国際基準（ISO）と同じ1,500 ppmを上限とする高濃度フッ化物配合歯磨剤の、医薬部外品としての市販が、厚生労働省によって認可された。用法[*2]にしたがって患者と保護者に指導する。

著者（Dr. 谷山）はその他に、口腔内環境の中和作用と緩衝作用をもつ[*3]CPP-ACP（リカルデント）配合ペーストを、エナメル質表層に脱灰が認められる、あるいは口呼吸が認められる患者に勧めることがある。あえてフッ化物が配合されていない製品に加えて使ってもらうことにより、エナメル質の脱灰防止を患者に意識づけるというアプローチもできる。

他にも、唾液に含まれ、歯を構成する成分であるリンとカルシウムが配合された歯磨剤や、試験管内の研究にて、バイオフィルム内に成分が浸透し殺菌作用を認めたとされるイソプロピルメチルフェノール（IPMP）が配合された製品も販売されている。患者のモチベーションや適性に応じて勧め、効果的なホームケアを行ってもらえるようアプローチする。

使用に適正な歯磨剤フッ化物濃度と量[*2]

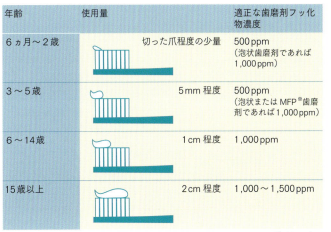

年齢	使用量	適正な歯磨剤フッ化物濃度
6ヵ月～2歳	切った爪程度の少量	500 ppm（泡状歯磨剤であれば1,000 ppm）
3～5歳	5mm程度	500 ppm（泡状またはMFP※歯磨剤であれば1,000 ppm）
6～14歳	1cm程度	1,000 ppm
15歳以上	2cm程度	1,000～1,500 ppm

※ MFP＝モノフルオロリン酸ナトリウム

う蝕予防目的で患者に勧める口腔ケア製品［一例］

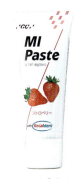
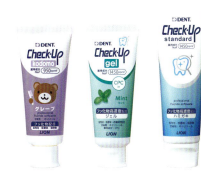

MIペースト〔ジーシー〕
リン、カルシウム、CPP-ACP配合

Check-Up〔ライオン歯科材〕
左：Check-Up kodomo（フッ化物濃度950 ppmF）
中：Check-Up gel（同500、950、1,450 ppmF〔写真の製品〕）
右：Check-Up standard（同1,450 ppmF）

---

*1 厚生労働省．平成28年 歯科疾患実態調査結果の概要．https://www.mhlw.go.jp/toukei/list/dl/62-28-02.pdf．2017．
*2 日本口腔衛生学会．フッ化物配合歯磨剤に関する日本口腔衛生学会の考え方．http://www.kokuhoken.or.jp/jsdh/file/statement/201803_fluoride.pdf．2018．
*3 Shen P, Cai F, Nowicki A, Vincent J, Reynolds EC. Remineralization of enamel subsurface lesions by sugar-free chewing gum containing casein phosphopeptide-amorphous calcium phosphate. J Dent Res 2001;80(12):2066-2070.

能力を伸ばすブラッシング指導だけでなく、このような薬剤が適切に配合されたホームケア用品の使用も合わせて指導する必要がある。

また、う蝕の好発部位である歯の隣接面には、必ずデンタルフロスを使用してもらう。デンタルフロスを患者が日常的に使用するようになることで、矯正歯科治療中における隣接面の位置の変化が感じられ、治療に対するモチベーションにつながることがある。

必要な人にはう蝕リスク検査、歯周病リスク検査も行おう

筆者(Dr. 谷山)は、矯正歯科治療を希望されたすべての患者に対し、う蝕リスク検査を、また成人には歯周病リスク検査も加えて行っている。

これによって、個々の患者における術前後のリスクファクターをより正確に理解でき、回避できる対応を採ることができる。

また患者も自らのもつリスクを知ることにより、唾液や口腔内への関心が高まり、来院の意欲が高まる。

● う蝕リスク検査、歯周病リスク検査

う蝕リスク検査

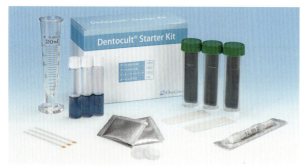

デントカルト〔オーラルケア〕
唾液中およびプラーク中のミュータスレンサ球菌(SM菌)とラクトバチラス菌(LB菌)をコロニー(細菌の塊)で識別することができる。

歯周病関連菌検査

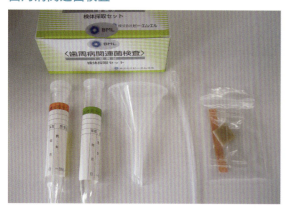

ペーパーポイントと唾液にてサンプルを採取し郵送すると、最大6種の歯周病関連菌(A.a.菌、P.g.菌、P.i.菌、T.f.菌、T.d.菌、F.n.菌)について定量検査され、結果が返送される。〔BML〕

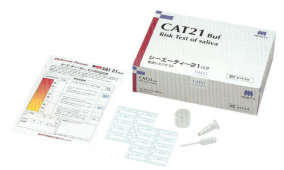

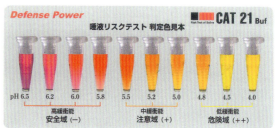

唾液緩衝能測定装置の例〔シーエーティー21バフ、モリタ〕
唾液を採取し試薬を滴下・混和するだけで、pHが色で表示される。

谷山歯科医院では、簡便に検体を採取できることと、結果が患者に説明しやすい、数値化や分類が明確に行える機器を選んでいる。歯周病リスク検査については、歯周病細菌の種類を把握するために、P.g.菌遺伝子検査も行う専門企業(BML社)に検査を依頼している。

● 咬合異常のある患者への歯周基本治療で気をつけたいこと

- 咬合異常の影響で、ブラッシングだけでは炎症の改善に時間がかかるため、SRPなどのプロフェッショナルケアを早期に行い、原因を除去する

- 歯周基本治療に時間をかけすぎると、患者が治療全体に飽きてしまう。コミュニケーションと励ましの言葉をかけつつ、できるだけ短期間での改善を目指す。またどうしても時間がかかりそうな場合は、資料や書籍を見せたり、歯列がきれいな人の話をするなど、頻回に健全な歯列のイメージを患者にもってもらい、モチベーションを維持してもらう（下図）

- 習癖などが影響して、歯周基本治療を行っても、炎症の改善までに時間を要することがある。咬合異常と炎症の原因が同一ということもあるため、何が原因なのかを見極めて治療を行う必要がある

- 咬合異常が認められる口腔内では、器具の到達性が悪いことがある。たとえば手用器具を超音波スケーラーに替える、さらにチップを細部まで確実にアクセスできる細く長いものに替えるなど器具の選択に留意し、歯石やプラークの取り残しがないように気をつける

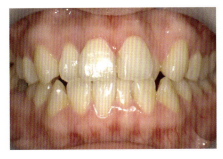 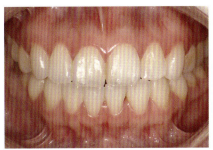

矯正歯科治療前後の口腔内比較（左：術前、右：術後）。術前の叢生、舌側転位が改善され、連続した歯列になったことでセルフケアを行いやすい環境になった。モチベーションを下げないため、このような写真を示しながら励ましていく。

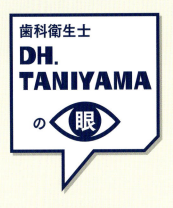

歯科衛生士 DH. TANIYAMA の眼

歯科衛生士として感じる「仕事」と「作業」

　歯科衛生士にとってSRPやPMTCなどの技術は不可欠なものであるが、筆者には「仕事」というよりも一過性の「作業」と感じることがある。歯科疾患のほとんどは慢性疾患で、患者は定期的に通院する必要がある。歯科衛生士には、そのための「コミュニケーションスキル」や、そのときの患者の口腔内を診る目、そしてセルフケアを向上させるための「保健指導能力」が求められる。来院時に行うプロフェッショナルケアだけでは、慢性疾患を改善に導くことはできない。そしてスケーリングが上手なだけでは、患者は定期的に来院しない。そのため「日々適切なセルフケアを行い、定期的に歯科医院へ行ってメインテナンスをしてもらわなければならない」と患者に認識・理解させ、実践させることこそ、歯科衛生士の「仕事」と感じる。

　矯正歯科治療に携わり、患者が歯を見せながら笑う姿を見るのは、歯科衛生士としての「仕事」の達成感が得られる瞬間である。より真摯に取り組むこと、また患者との間に、信頼関係を築いていく心がまえも必要である。

7

一般歯科も知っておくべき
矯正歯科の臨床セオリー⑤

矯正装置の設計・
作製・装着準備

口腔内と治療計画に応じたワークフローをつくろう

ひとりひとりの口に合わせた作製の流れ

患者それぞれの口腔内の状態、治療計画、使用する装置によって行うことが異なる。以下の項目について考察し、設計や準備を行っていく。

❶ 使用するのは、固定式矯正装置か可撤式矯正装置か
❷ 固定式矯正装置の場合、バンドを使用する必要があるか
❸ どの歯にバンドをすべきか
❹ バンドを使用する場合、歯間分離は必要か

なお、可撤式矯正装置や固定式矯正装置でバンドを使用しない場合は、試適は行わずそのまま印象採得し、石膏を流して模型を作製する。指示書には、医院名、担当医名、患者名、模型作成日、装着予定日、技工内容、作成する技工物の設計などを記入した指示書を添付し、歯科技工へ送る流れとなる。

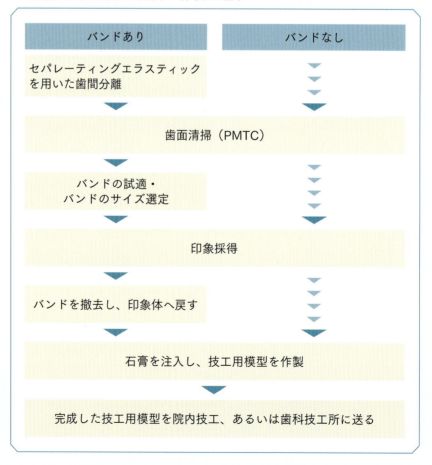

● 固定式矯正装置の設計・作製の流れ

矯正装置の設計と作製〔バンドを用いた固定式矯正装置の場合〕

1 歯間分離（セパレーティング）

隣在歯が存在する永久歯、とりわけ第二大臼歯がある第一大臼歯にバンドを装着する際、その挿入余地をつくるために歯間分離（セパレーティング、即時分離）を行う必要がある（なお、隣在歯がない場合や混合歯列期では、歯間分離の必要がないことが多い）。

歯間分離は、専用のプライヤー（セパレーティングプライヤー）と歯間を分離させるセパレーティングエラスティックを用いて行う。期間は1週間ほどとする。

撤去時に挿入したはずのエラスティックが見当たらない場合は、歯周ポケットに入り込んでいる可能性がある。舌（口蓋）側から歯肉溝に向かってエアーを吹きかけ、歯肉溝内をチェックすると見つかることがある（歯肉溝内で見つけやすいよう、エラスティックは青色の商品が多い）。

● 歯間分離の手順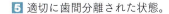

1 セパレーティングプライヤーの先にセパレーティングエラスティックを装着する。

2 セパレーティングプライヤーの先を拡げ、セパレーティングエラスティックを伸ばす。

3 当該歯の咬合面側からセパレーティングエラスティックを挿入する。

4 写真のようにコンタクトポイント（赤い点）を取り巻くようにセパレーティングエラスティックを配置する。

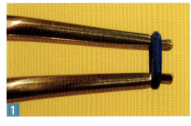
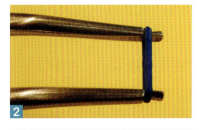
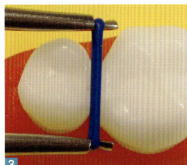
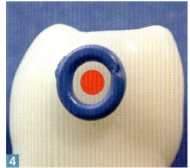

5 適切に歯間分離された状態。

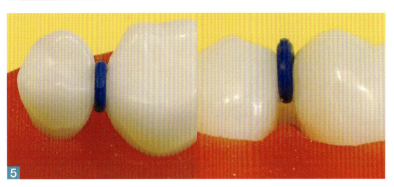

2 バンドの試適

バンドの近心面には、装着部位とサイズがレーザーマーキングされており、装着する歯冠の大きさに適合したものを選んで使用する。スムーズに患者の歯の大きさや形に適合したバンドを選択して装着できるよう、あらかじめ上下顎両側第一大臼歯のバンドのセットを買いそろえておく必要がある。また、正しい向き（近心面の歯頸部にマーキングされた文字がある）に試適・装着しなければならない。

歯間分離を行った歯の周囲には、プラークが付着していることが多い。バンドの試適によってプラークが歯肉溝内に入ってしまわないように、試適前には装着部位の清掃やPMTCを行っておく。

● バンドの試適・装着の手順

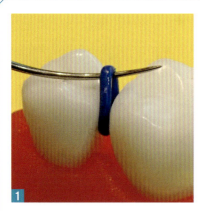

1 セパレーティングエラスティックを探針などで撤去する。その際、探針の先端で粘膜を傷つけないよう注意する。

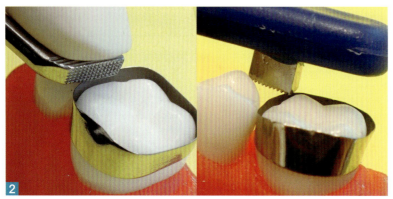

2 当該歯によく適合するサイズのバンドを選択し、部位とサイズを示す文字が近心面に来る正しい向きにあてがったあと、近心面の歯頸部からバンドプッシャーでバンドを処置歯に装着していく（写真左）。力任せに押し込むと、手が滑ってしまったときなどに軟組織へ傷を負わせてしまうため、ある程度挿入ができたら、バンドの隅角部などにバンドシーターをあてがって患者に軽く噛んでもらい、その咬合力を利用してさらに挿入していく（写真右）。

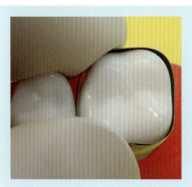

注意点
- 当該歯の周囲にプラークが多く付着しているため、バンド試適前には必ず清掃やPMTCを行う。
- 指で挿入できるようなバンドはサイズが大きすぎる（写真）。治療中う蝕に罹患したり、装置が脱離しやすくなるため、より小さなサイズのバンドに交換し試適する。

7 | 矯正装置の設計・作製・装着準備

3 印象採得

筆者（Dr. 保田）は歯科技工所から特別に指示がない場合、印象採得にアルジネート印象材（どのメーカーのものでも構わない）を用いている。また、ほとんどの技工物に普通石膏を用いるが、ブラケットを間接法にて装着するためのコアの作成を依頼する場合は、ブラケットのベース面に石膏が入りこまないよう、超硬石膏あるいは硬石膏を用いている。ブラケットのベース面に石膏が付着しているとコアの適合が悪くなるだけでなく、装置が容易に脱落する。

一般に矯正歯科治療は緊急性を要する場合が少ないため、歯科技工士が作製に十分な時間を取れるように院内技工や歯科技工所と技工期日を相談のうえ、患者には次回の来院時期を提案する。

● 印象採得の手順

1 バンドを当該歯に試適したまま、印象採得を行う。

2 バンドリムーバーでバンドを歯から外す。歯肉縁下にあるバンドの下縁にリムーバーの先端部分を当てて外そうとすると歯肉がちぎれてしまうため、まず歯肉縁上のバンドの中央部あたりにリムーバーの先を当てていったん上にずらし、バンドの下縁が歯肉縁上に出てきてから下縁にリムーバーの先を当て、かき上げるように撤去する。

3 上下左右を間違わないよう、口腔内に試適したとおりにバンドを印象体にはめ込み、バンドの頬側面と印象体の隙間に瞬間接着剤を少量塗布して固定する。このときバンドを印象体に押し込み過ぎないようにする。また舌（口蓋）側のバンド内面約1/4部分に、ロウ着することを想定してパラフィンワックスを流しておくと、技工操作時に手間がかからない。

4 印象体に石膏を注入する。この際、気泡を抜くためのバイブレーターを強く当てすぎると、印象体のなかでバンドが動いてしまうことがあるため注意する。

5 石膏硬化後、バンドが石膏についた状態で技工に送る。指示書には必要事項（医院名、担当医名、患者名、模型作成日、作成方法、使用材料、装着予定日、技工内容、作成する技工物の設計、発行年月日など）を記入し、同封する。返送時は、歯科技工所の名称と所在地も明記してもらう。

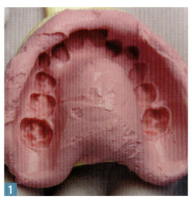
1

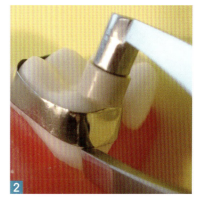
2

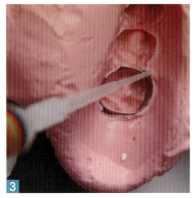
3

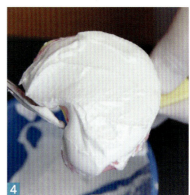
4

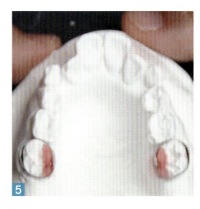
5

④ 届いた矯正装置のチェック

　矯正装置が医院に届いたら、まず技工処理が歯科医師の指示・希望通り行われているかを確認する。不備があれば、修正や手直しを歯科技工所に依頼し、必要があれば患者の次回来院時期を変更する。

　こうしたことを防ぐため、あらかじめ指示書には歯科技工士が理解しやすいよう、技工物の設計を図示するなどていねいな指示をし、希望する技工物が期日通りに間違いなく手元に届けられるように配慮する。

一般歯科も知っておくべき
矯正歯科の臨床セオリー⑥

各矯正装置の装着・調整・管理の方法

矯正装置別・装着と調整、説明の方法

多様多彩な装置は使用目的・部位によって使い分ける

使用目的によって、さまざまな矯正装置やそのバリエーションがある。また使用する歯科医師の方針、テクニック、患者の社会的環境などを考慮して装置が選択される（次ページ参照）。

矯正装置は、着脱の可否によって、可撤式矯正装置と固定式矯正装置に分類される。また矯正力の発生源によって、ワイヤーやエラスティック（ゴム）などで歯を移動させる器械的矯正装置、筋肉を含む軟組織の張力を利用して歯を移動させる機能的矯正装置に分類される。そのほか装着される部位による分類がある。

数多くの装置があり、すべてを紹介することは困難であるため、筆者（Dr. 保田）が実際に臨床で用いるものを紹介する。

筆者のおおまかな装置の使いわけ方

筆者が行う治療の大まかな流れと矯正装置の選択は、下図のとおりである。スケルトンタイプの拡大装置などで上顎を骨格性に拡大後、下顎歯列の拡大を行うことが多い。なお本来、舌位が適切であれば、下顎大臼歯は時間とともに自然にアップライトしてくるが、それには1年ほどの時間を要する。

下顎歯列の拡大に用いる固定式矯正装置として、バイヘリックス装置や前歯部に拡大用スクリューを配置した装置、リンガルアーチ装置などが、可撤式矯正装置では床拡大装置が挙げられる。患者の協力度が低い場合は、患者の装着実績に治療結果が左右されやすい可撤式は避けて固定式矯正装置を選ぶなど、患者の適正や術者の熟練度に合わせて選ぶ。

● 筆者が行う治療の流れと矯正装置の選択

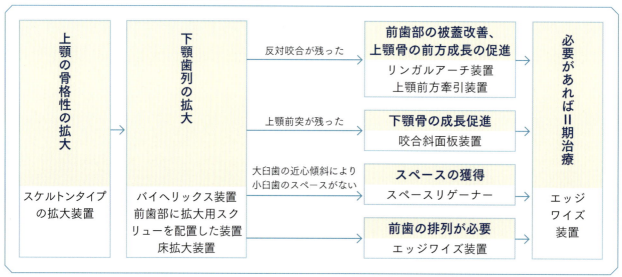

8 | 各矯正装置の装着・調整・管理の方法

術者による装置の調整が難しいようなら、調整がほぼ不要な前歯部に拡大用スクリューを配置した拡大装置などを選択する。大臼歯の頬側傾斜を図るだけであれば、ループを組み込んだリンガルアーチ装置を選択しても良い。以下、治療の流れに沿って各矯正装置について解説する。

● 矯正装置の分類と試適・装着・調整・説明の流れ

固定式矯正装置

- スケルトンタイプの拡大装置（急速拡大装置）
  ➡120ページ
- バイヘリックス装置（下顎の拡大装置）
  ➡124ページ
- クワドヘリックス装置
- 前歯部に拡大用スクリューを配置した下顎の拡大装置
  ➡126ページ
- リンガルアーチ装置（舌側弧線装置）
  ➡130ページ
- エッジワイズ装置　➡142ページ

など

可撤式矯正装置

顎外固定装置
- ヘッドギア　　　● チンキャップ
- 上顎前方牽引装置　➡134ページ

機能的矯正装置
- アクチベーター　　● ツインブロックス
- 咬合斜面板装置　➡136ページ
- 咬合挙上板装置　　● バイオネータ
- フレンケル（Fränkel）装置　　　　　など

床矯正装置
- スクリューや弾線が埋め込まれた床装置
  （スペースリゲーナーなど）　➡140ページ
- 保定床装置　➡148ページ　　　　　など

試適・装着・調整・説明の流れ

歯科技工所から収受した装置を患者に見せ、試適する旨を説明する

▼

装着感の確認　患者に痛みや不快感などがないか聞く。問題が起こればできるだけその場で修正する

▼

調整　より適合するよう装置を調整する。対応できないときは原因を探り、印象再採得などの手段を採る

▼

試適　装置を患者の口腔内に装着し、装置が歯肉や粘膜に食い込んでいないかなど、適合を確認する

▼

装着感の確認　再度、患者に痛みや不快感などがないか聞く。問題はできるだけその場で修正する

▼

試適に OK が出たら、装置の仕組み、使用方法、装着時間や管理方法などを説明する
いつでもわからないところは質問するよう前置きする

▼　　　　　　　　　　　　　　　　　　　　**装着の練習をその場で行う**

▼

拡大用スクリューの回し方など、装置に家庭で手を加える必要があれば練習を行う

▼

最後に質問がないか確認する。次回の来院日がいつごろになるか伝えて終了

119

スケルトンタイプの拡大装置（急速拡大装置）

固定式矯正装置

1 装置の概要

本装置は一般に、上顎両側大臼歯部あるいは上顎両側第二乳臼歯にバンドを、犬歯や小臼歯に前方部の維持部を設置して用いる。中央部には拡大用のスクリューが配置されている。製品によって異なるが、スクリューを90°回転させると、0.175〜0.250mm口蓋が側方に拡大される仕組みになっている。正中口蓋縫合部を広げる骨格性の拡大を目的に用いられ、また使用によって口呼吸が改善されることが多い。

この装置を用いて1日2回の頻度で拡大する方法は、「急速拡大」と呼ばれる。なお筆者らは、同じ装置を用いて1週間に2〜3回の頻度で拡大する「緩徐拡大」を行っている。急速拡大を行うと前歯部に正中離開が生じることが多いが、緩徐拡大では極端な正中離開は生じない。また骨格性の拡大が行われるため、臼歯部などが顕著な頬側傾斜を起こすことも少なく、重宝される。

2 装置の試適と調整、装着

試適の前に、患者と保護者に本装置を見せながらどのように用いるのか説明し、手のひらに乗せたまま口腔外にてキーを差し込みスクリューを数回回転させ、拡大の練習を行う。

試適では、バンドとパッドが歯に適合するかを確認する。天然歯の場合、バンドを装着する後方の歯の歯軸と、パッドを設置する前方の歯の歯軸との平行性がないため、当然装置は入れづらい。特に、バンドを装着する歯が頬側に傾斜しているような場合、たとえば装置を少し拡大した状態で咬合面部に沿わせて口腔内に挿入し、歯頸部に上げていくにつれスクリューを逆に回して拡大を元に戻す方法を採るなど、装着方法にくふうが必要になることもある。

確認を終え、装着に問題がなければ、バンドを臼歯部にバンド用セメントで合着し、前方部のパッドをブラケット用のボンディング材で接着する。装着方法にくふうする必要が生じた場合のために、接着材料は光照射で硬化するタイプを選択すると良い。装着が完了したら保護者を診療室に呼び入れ、口腔内での拡大の練習を行い、食事のしかたやブラッシングなどの管理方法について説明し、質問を受ける。

上顎の拡大を開始後、下顎歯列の拡大装置作製のために印象採得を行う。上顎だけを拡大させすぎて大臼歯がシザーズバイトになる前に上顎の拡大を一度止め、下顎歯列のアップライトを待つ。上顎大臼歯が咬合する程度まで下顎のアップライトが追いつき、上顎の拡大を追加する必要がなければ拡大を終了する。再拡大を行う場合は、あくまでも非抜歯のための拡大ではないことを肝に銘じ、無理な拡大は行ってはならない。

拡大完了後3〜5ヵ月程度の保定を行い（スケルトンタイプの拡大装置をそのまま使用）、その後装置を撤去する。

上顎の骨格性の拡大は、終了後約3ヵ月で化骨することが知られている*。長期に拡大を行うことで、本来生じる上顎大臼歯部の歯槽部の成長が阻害される可能性があるため、術者はそうならないように留意しなければならない。

● スケルトンタイプの拡大装置（急速拡大装置）

前方部にはパッドを、後方部にはバンドが設置される。以前筆者（Dr.保田）は、バンドをすべての維持部に用いていたが、歯軸の平行性がない4本の歯への装着が難しかった。だからといって維持部をすべてパッドにすると、食事のたびに脱離しやすくなってしまうため、現在のような設計を最善と判断している。拡大中は、前方のボンディング部分に脱離が生じていないかチェックしていく。

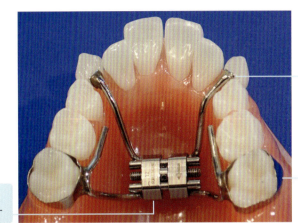

前方のパッド

後方のバンド

拡大用スクリュー

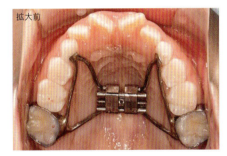

拡大前

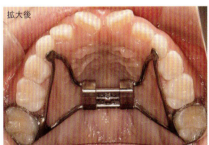

拡大後

a スケルトンタイプの拡大装置に組み込まれている拡大用スクリュー。

b 拡大用スクリューを回転するための専用のキー。

c スクリュー中央にあるダイヤルは90°ごとに穴が開いており、専用のキーを穴に差し込んでスクリューに刻まれた矢印の方向に90°回転させると、決まった距離に拡大される。中途半端に回転させるとキーが入らなくなり、拡大できなくなるため注意する。

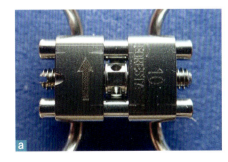

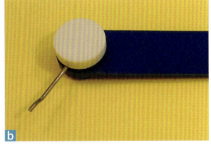

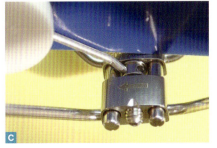

写真はスナップロックスクリュー〔フォレスタデント・ジャパン〕

---

* William R.Proffit（著），高田健治（訳）．新版 プロフィトの現代歯科矯正学2004．東京：クインテッセンス，2004．

● **装着方法**

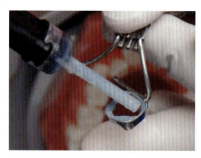

1：第一大臼歯や第二乳臼歯用のバンドの内面、歯頸部から1/3程度に合着用セメントを塗布し、歯冠に装着する。

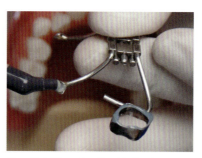

2：前方部のパッドにはブラケット用のボンディング材を盛る。乳犬歯の歯面は付属のエッチング剤で処理したあと、接着を強固にするプライマーを塗布するなど、接着材料の使用説明書にしたがい処置を行う。

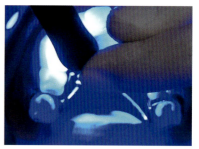

3：予定の位置に適切に矯正装置が装着されたら、余剰のセメントやボンディング材をエキスプローラーなどで除去し、光照射を行う。

装着方法にくふうが必要となる例　患者を前にして装着に手間どると、術者は「適切に指示したはずなのに」「歯科技工所の作りかたが良くなかったのでは」と、多少なりとも混乱してしまう。落ち着いて、原因と対応策を考えよう（なお歯科技工所の作りかたが悪いということはまずない）。

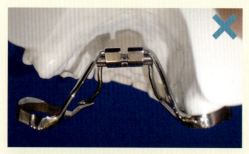

装置が浮いた状態になっている

→ バンドを装着する歯が著しく頬側傾斜していることが原因である。装着時に片側のバンドを深く入れるのではなく、両側のバンドを歯頸部に向かって同程度に少しずつ押し込むようにすると良い。

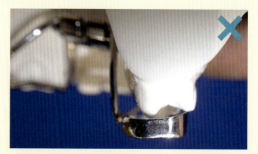

片側の上顎大臼歯頬側面にバンドが届かない

→ この場合も、バンドを装着する歯が著しく頬側傾斜していることが原因である。装置を咬合面部にバンドがかかるくらいに拡大した状態にし、歯頸部に入れるにしたがって拡大を元に戻すようにすると良い。

- 頬側傾斜した第一大臼歯にバンドを装着する場合、装置のスクリューを少し拡大しておく（歯頸部に向かうにつれて口蓋の幅が狭くなるため、事前に拡大した量を戻していく）
- 装着に時間を要することがあるが、光照射で硬化するタイプの接着材料を用いると、時間の制約が大きくなくてすむ
- 光照射する前に余剰のセメントやボンディング材を除去しておく
- 上顎のみを先に拡大しすぎて、上下顎大臼歯部がシザーズバイトにならないよう注意する

8 | 各矯正装置の装着・調整・管理の方法

● 患者に伝えておきたい、スケルトンタイプの拡大装置の扱い方

● 正しいスクリューの拡大方法と、間違ったときの対処を伝えよう

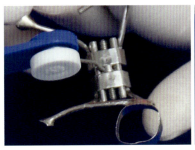
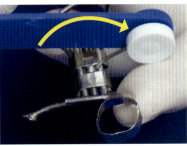
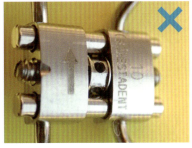

キーを手前側の穴に深く挿入し、矢印の方向にダイヤルを回す。回らなくなる限界まで確実に奥へと押し込むようにする。

中途半端な位置でダイヤルを止めてしまうと、次の拡大時にキーを差し込めなくなってしまう。こうなったら、次回の予約を待たずに来院するよう伝える。

- 拡大するのを忘れた場合は、忘れたぶんを取り戻そうと一度に多くの拡大を行う必要はない。気づいたときから、従来どおり1週間に2回の割合でスクリューを回してもらう
- 拡大時には、保護者に装置周辺を歯ブラシ等で磨いてもらう
- 口蓋と拡大用スクリューの間に食物残渣が挟まった場合は、勢いよくうがいをしてみたり、持ち手の長いL、あるいはLLサイズの歯間ブラシを用いて清掃を試みるよう勧める
- 装着時の違和感は、1週間前後で慣れてくる場合が多いため、がまんしながら様子をみてもらう
- 違和感を気にして装置を指や舌で触っていると、装置が脱離することがあるため、できるだけ避けてもらう。装置が脱離したら、次回の予約を待たずに来院するよう伝えておく
- 装置に不具合があったり、強い痛みが生じた場合は、次回の予約を待たずに来院するよう伝える
- 患者が次回の来院予定日に来られない場合、「この次の来院までちゃんと拡大しておいてください」というあいまいな表現ではなく、「この次の来院までに○○回スクリューを回しておいてください」と達成すべき具体的な回数を伝える。またカレンダーをコピーし、拡大すべき日に印をつけて渡すなどする

● 再来院時の対応

- 術前に問診で認められた睡眠障害の諸症状(いびき、夜尿、就寝時・起床時の様子など)や、咽頭に関連する症状が緩和されているか問い合わせる
- 口呼吸の患者には鼻呼吸ができるようになったか聞き、口頭で口唇閉鎖を促して鼻呼吸を促進させる。必要があればMFTを開始する
- スクリューが回転し口蓋が適切に拡大されているか確認する。保護者が回していない場合は口頭で注意する。保護者が回転させているにもかかわらず装置が適切に機能していない場合は、原因を確かめたうえで、装置の再作製を行うなどして対処する
- 矯正装置のバンド、パッド部分の合着・接着が外れていないか確認する
- 大臼歯の咬合関係がシザーズバイトになっていないか確認する
- 下顎の拡大装置の準備と装着を行う
- ブラッシング状況を確認し、磨けていない場合は再度TBIを行う(特にバンドやスクリューの周囲にはプラークが貯まりやすい)
- 患者には「がんばってるね」などと声をかけて褒め、モチベーションを上げるようにする
- 拡大期間中は1ヵ月ごとに来院してもらう

バイヘリックス装置（下顎の拡大装置）

固定式矯正装置

1 装置の概要

バイヘリックス装置は、上顎のような縫合部がない下顎歯列の拡大（下顎は上顎のように骨格性に拡大されることはなく、歯列が頬側に傾斜することで拡大される）、大臼歯のアップライトを主目的として装着する固定式矯正装置である。装置には、0.9mmのCo-Cr合金やステンレス製のワイヤーを屈曲した部分とバンドがロウ着されている。

歯列を拡大する際は、装置自体の幅を拡げる、側方歯に接するアームを拡げるといった方法をとる。第一大臼歯のアップライトを行う場合は、バンドが頬側傾斜するようトルクを付与する。下顎第二乳臼歯にバンドを装着すると、拡大しても第一大臼歯には矯正力は作用せず、アップライトは生じない。そのため、バンドは必ず第一大臼歯に装着する。

2 装置の試適と調整、装着

本装置はワイヤーで作製されているため、装着は比較的容易であるが、下顎臼歯部の不正歯列では舌側傾斜していることが多いため、試適時は装置を少したわませる必要がある。試適が終わったら、バンド用セメントで装着する（バンドの接着・合着方法についてはスケルトンタイプの

● バイヘリックス装置（下顎の拡大装置）

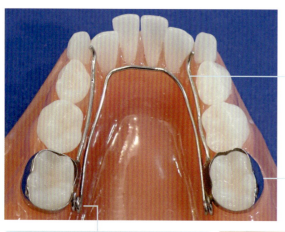

ワイヤーからの圧力で歯列が頬側傾斜する

バンドは第一大臼歯に装着する

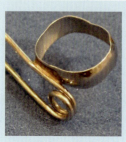

リンガルアーチのループ部分がロウ着されたバンド

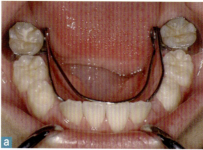

下顎の拡大装置では、臼歯部と舌の間の狭い空間に装置を設置する必要がある。本装置では両側大臼歯に装着されたバンドの舌側遠心部にループがひとつずつ付与されており、ワイヤーの弾力によって下顎側方歯が頬側傾斜し、歯列が拡大される。側方歯の頬側傾斜を起こす弾力を確保するため、通常0.9mmのワイヤーを用いて作製する。

[a] バイヘリックス装置を用いて下顎拡大中の口腔内（なお写真では下顎乳臼歯の頬側傾斜が認められるが、後続永久歯が同様に頬側傾斜して萌出してくることはない）。

8 | 各矯正装置の装着・調整・管理の方法

拡大装置に準ずる〔122ページ参照〕）。その際、必要に応じて前述の装置自体の幅を拡げる、側方歯に接するアームを拡げるといった調整を加えて装着しなければならない。

　本装置は、上顎に用いるスケルトンタイプの拡大装置よりも装着中の違和感が強い。そのため患者が装置を指や舌で触り、変形や脱離することがより多くなる。また、下顎前歯部舌側に接着したワイヤーと歯肉間に隙間があると、違和感からそこへ舌を入れてしまって変形脱離の原因となったり、側方歯を頬側に押しているワイヤーが浮き上がっているときと同様に、バンドへ回転する力が加わって第一大臼歯が捻転する結果を招いてしまう。こうした変形によって生じる反作用を考慮する必要がある。

　また2ヵ月に1回程度、再来院時に装置を口腔外に撤去し、ワイヤーを活性化したりバンドにかけられたトルクを追加するなどの調節を行ってから再装着する。再装着時に仮着用のセメントで装着すると脱離の原因となるため、合着用のセメントを用いる。

　第一大臼歯が反対咬合にならないよう、また下顎第一大臼歯が頬側に傾斜しすぎないように拡大量を調節しながら治療を進める。

● 患者に伝えておきたい、バイヘリックス装置の扱い方

- ブラッシングはバンドの周辺を重点的に行う（152ページ参照）
- 装着時の違和感は、1週間前後で慣れてくる場合が多いため、がまんしながら様子をみてもらう

- 違和感を気にして装置を指や舌で触っていると、装置が脱離することがあるため、できるだけ避けてもらう。装置が脱離したら、次回の予約を待たずに来院するよう伝えておく
- 装置に不具合があったり、強い痛みが生じた場合は、次回の予約を待たずに来院するよう伝える

● 再来院時の対応

- 上下顎両側第一大臼歯の頬舌的な関係が改善に向かっているか確認する
- 下顎大臼歯部が頬側傾斜しすぎていないか確認する。傾斜しすぎているようなら、一度矯正装置を撤去して戻すようにする
- 上顎の拡大を継続・再開すべきか判断する
- 矯正装置が歯肉に食い込んでいないか確認する（食い込んでいたら撤去、調整、再装着する）

- 矯正装置の変形がないか、指や舌で装置を触るくせがついていないか確認する
- 月1度の来院時にPMTCを行う
- ブラッシング状況を確認し、磨けていない場合は再度TBIを行う
- 患者には「がんばってるね」などと声をかけて褒め、モチベーションを上げるようにする
- 拡大期間中は1ヵ月ごとに来院してもらう

前歯部に拡大用スクリューを配置した下顎の拡大装置 〔固定式矯正装置〕

1 装置の概要

下顎第一大臼歯に装着したバンドと、前歯部に配置した拡大用スクリューを溶接して作製する、下顎用の固定式拡大装置である。拡大用スクリューを90°回転させると、0.2mm側方へ拡大する仕組みになっている。バイヘリックス装置に行うような調整は不要で、装着時の違和感が少ない。この装置を用いて1週間に1〜2回程度の拡大を行う。

筆者（Dr. 保田）は、下顎の拡大の場合、患者の協力度が高ければ可撤式の拡大装置を、そうでなければ固定式の拡大装置を用いる。また固定式のうち、術者が装置の調節をうまくできるのであればバイヘリックス装置を、そうでない場合は本装置を勧めている。

2 装置の試適と調整、装着

試適の前に、患者と保護者に本装置を見せながらどのように用いるのか説明し、手のひらに乗せたまま口腔外にてキーを差し込みスクリュー

● スリムエキスパンダーを用いた下顎拡大装置

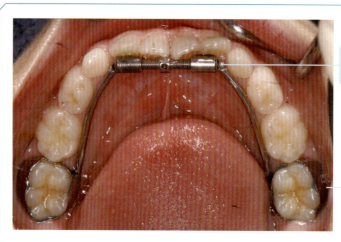

拡大用スクリュー
後方のバンド

前歯部には違和感の軽減を図るため細めに作られた拡大用スクリューが設置されている。固定源は下顎両側第一大臼歯にバンドを装着することで求める。これによって下顎大臼歯および側方歯が頬側に傾斜し、結果として前歯部の叢生が緩和される。

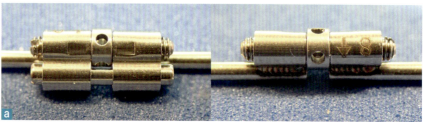

a 本装置の前歯部に組み込まれる拡大用スクリュー。
（写真はスリムラインエクスパンダー〔フォレスタデント・ジャパン社〕）

b 中央のダイヤルは90°ごとに穴が開いており、専用のキーを穴に差し込み、スクリューに書かれた矢印の方向（舌側）に90°回転させると、決まった距離に拡大される。中途半端に回転させるとキーが入らなくなり、拡大できなくなるため注意する。

を数回回転させ、拡大の練習を行う（スクリューの回し方などはスケルトンタイプの拡大装置に準ずる〔123ページ参照〕）。下顎の不正歯列では大臼歯が舌側傾斜していることが多いため、装着が困難な場合もある。

試適と装置の確認を終え、装着に問題がなければ、バンドをバンド用セメントで臼歯部に合着する。

装着が完了したら保護者を診療室に呼び入れ、口腔内での拡大の練習を行い、食事のしかたやブラッシングなどの管理方法について説明し、質問を受ける。スケルトンタイプの拡大装置では拡大時に見えづらい拡大用のスクリューが、本装置では見えやすく、保護者にも拡大は容易である。また筆者（Dr. 保田）の臨床経験では、本装置はバイヘリックス装置と比較して装着時の違和感が少ないようである。

下顎をアップライトし、上顎大臼歯と咬合する程度まで拡大が追いつき、上顎に再拡大の必要がなければ、拡大は終了とする。再拡大を行う場合は、あくまでも非抜歯のための拡大ではないことを肝に銘じ、無理な拡大を行ってはならない。拡大完了後3〜5ヵ月程度の保定を行い（スリムエキスパンダーを使用した下顎拡大装置をそのまま使用）、その後装置を撤去する。

● 患者に伝えておきたい、スリムエキスパンダーを用いた下顎拡大装置の扱い方

- 拡大するのを忘れた場合は、忘れたぶんを取り戻そうと一度に多くの拡大を行う必要はない。気づいたときから、従来どおり1週間に1〜2回の割合でスクリューを回してもらう
- 拡大時には、保護者に装置周辺を歯ブラシ等で磨いてもらう
- 装着時の違和感は、1週間前後で慣れてくる場合が多いため、がまんしながら様子をみてもらう

- 違和感を気にして装置を指や舌で触っていると、装置が脱離することがあるため、できるだけ避けてもらう。装置が脱離したら、次回の予約を待たずに来院するよう伝えておく
- 装置に不具合があったり、強い痛みが生じた場合は、次回の予約を待たずに来院するよう伝える

● 再来院時の対応

- 上下顎両側第一大臼歯の頬舌的な関係が改善に向かっているか確認する
- 下顎大臼歯部が頬側傾斜しすぎていないか確認する。傾斜しすぎているようなら、一度矯正装置を撤去して戻すようにする
- 上顎の拡大を継続・再開すべきか判断する
- 矯正装置が歯肉に食い込んでいないか確認する（食い込んでいたら撤去、調整、再装着する）

- 矯正装置の変形がないか、指や舌で装置を触るくせがついていないか確認する
- ブラッシング状況を確認し、磨けていない場合は再度 TBI を行う
- 患者には「がんばってるね」などと声をかけて褒め、モチベーションを上げるようにする
- 拡大期間中は1ヵ月ごとに来院してもらう

床拡大装置（下顎の拡大装置）

可撤式矯正装置

1 装置の概要

　下顎歯列の拡大や、大臼歯部のアップライトを目的として装着する可撤式矯正装置である。装置の前方部に拡大用のスクリュー（90°回転させると0.2mm拡大される）が配置されており、拡大すると下顎歯列が頬側傾斜する。口腔外で装置を拡大して口腔内に戻すため、それにより適合度が低下する。そのため必要に合わせてリベースを行う。下顎第一大臼歯の萌出が不十分な場合は、第二乳臼歯にクラスプを配置し、床縁を第一大臼歯舌側に設置しておくことが必要である。

　なお筆者（Dr. 保田）は、「①骨格性の拡大ができない」「②口呼吸の改善につながりにくい」「③装置の使用は患者に依存するため、使用しなかった場合にトラブルになる」といったことが考えられるため、本装置を上顎の側方拡大に用いることはない。下顎の拡大については、使用意欲に問題がない患者にのみ用いても良いと考えている。

2 装置の試適と調整、装着

　試適前に、患者と保護者に装置を見せつつどのように用いるか説明し、手のひらのうえにてキーを差し込みスクリューを数回回転させ、拡大の練習を行う（スクリューの回し方などはスケルトンタイプの拡大装置に準ずる〔123ページ参照〕）。下顎の不正歯列では大臼歯部が舌側傾斜し

● 床拡大装置（下顎の拡大装置）

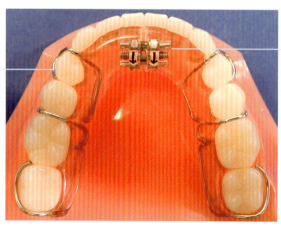

床装置に歯列を拡大するためのスクリューが埋め込まれ、維持装置（クラスプ）が複数付与されている。

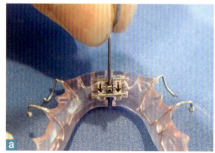
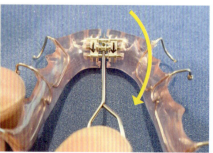

a 床拡大装置用のスクリューをダイヤルを専用のキーで90°回転させると約0.2mmの拡大ができ、合計7mmの拡大ができる。
〔フォレスタデント・ジャパン〕

ていることが多いため、床をかなり削らないと装着できない場合がある。

　試適と装置の確認を終え、装着に問題がなければ、装置の着脱の練習を行う。保護者を診療室に呼び入れ、装着する時間や扱い方などについて説明し、質問を受ける。また、装置を外している間入れておくケースを渡す。固定式の装置ではないため、まずスクリューは回さずただ口腔内に装着し、装着感に慣れてから拡大を開始したほうが良いと考える。また拡大の頻度は5〜7日に1回程度とする。

　下顎をアップライトし、上顎大臼歯と咬合する程度まで拡大が追いつき、上顎に再拡大の必要がなければ拡大は終了とする。再拡大の必要がある場合は、あくまでも非抜歯のための拡大ではないことを肝に銘じ、無理な拡大を行ってはならない。拡大後3〜5ヵ月程度の保定を行い（床拡大装置をそのまま使用）、その後装置を撤去する。

● 患者に伝えておきたい、床拡大装置の扱い方

- 拡大するのを忘れた場合は、忘れたぶんを取り戻そうと一度に多くの拡大を行う必要はない。気づいたときから、従来どおりの割合でスクリューを回してもらう
- 食事時やおやつを食べる際は口腔外に撤去し、歯科医院から渡した保管用ケースに入れておく。食後は必ず歯磨きをしてから再装着する
- 就寝前に、装置を歯ブラシ等で磨いて清潔にする
- 装着時の違和感は、1週間前後で慣れてくる場合が多いため、がまんしながら長時間の装着を促す

- 違和感を気にして装置を指や舌で触っていると、装置が脱離することがあるため、できるだけ避けてもらう。装置が脱離したら、次回の予約を待たずに来院するよう伝えておく
- 装置に不具合があったり、強い痛みが生じた場合は、次回の予約を待たずに来院するよう伝える
- 学校の体育の授業などで装置を外す必要がある場合は、臨機応変に対応するよう指示する。装置を外した際は、紛失を防ぐため必ず保管用ケースに入れるよう指導する
- 装置を装着している間は、多少の痛みがあることをあらかじめ伝えておき、がまんするよう患者と約束しておく

● 再来院時の対応

- 上下顎両側第一大臼歯の頰舌的な関係が改善に向かっているか確認する
- 下顎大臼歯部が頰側傾斜しすぎていないか確認する。傾斜しすぎているようなら、一度矯正装置を撤去して戻すようにする
- 上顎の拡大を継続・再開すべきか判断する
- 矯正装置の適合をチェックし、汚れている部分を機械的に清掃する

- 口腔外で拡大して口腔内に戻す装置であることから、再装着する際に適合しない可能性があるため、適宜リベースを行う
- ブラッシング状況を確認し、磨けていない場合は再度TBIを行う
- 患者には「がんばってるね」などと声をかけて褒め、モチベーションを上げるようにする
- 拡大期間中は1ヵ月ごとに来院してもらう

リンガルアーチ装置（舌側弧線装置）

固定式矯正装置

1 装置の概要

上顎前歯の反対咬合の改善や埋伏歯を牽引する目的で、あるいは第一大臼歯の近心移動を防止したり、アップライトする目的などで使用する装置である。第一大臼歯へ装着されたバンドに、0.9mmのCo-Cr合金やステンレス製ワイヤーを屈曲した主線が直接ロウ着されたタイプと、歯科医院にて着脱可能なシース（STロック）などの装置を介してバンドにロウ着されたタイプがあり、術者の利便性により使い分ける。

なお反対咬合の場合、上顎前歯部を唇側傾斜させて被蓋を改善する目的で、0.5～0.6mmのCo-Cr合金やステンレス製ワイヤーを補助弾線として主線にロウ着する。また埋伏犬歯を牽引する際の固定源や上顎の前方牽引装置の維持装置として用いる場合は、0.9mmの主線と同じ太さのフックをロウ着して使用することが多い。

● リンガルアーチ装置（舌側弧線装置）

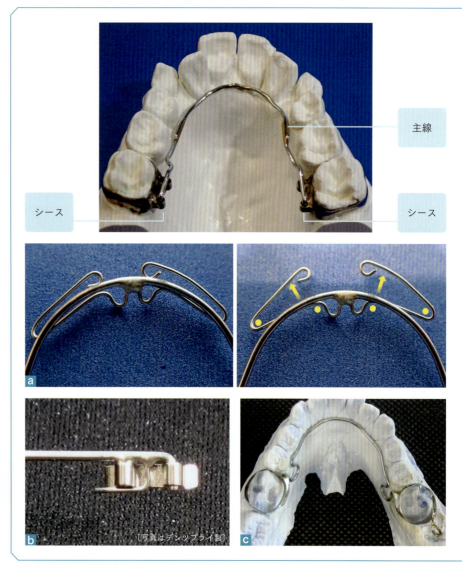

バンドを設置した第一大臼歯を固定源とし、舌側に配置した屈曲ずみの主線に、細い補助弾線をロウ着し活性化することで、前歯部を唇側へ、側方歯を頰側へ傾斜させることができる（a）。補助弾線の黄点部分をライトワイヤープライヤーなどを用いて唇側へ動かし、歯列に矯正力がかかるように調整する〔活性化〕）。その他、埋伏犬歯などを牽引する固定源として、また上顎前方牽引装置の維持装置として、あるいは舌側傾斜した大臼歯のアップライトに使用できるなど、本装置の用途は広い。

調節時に歯科医院で着脱できるシース（b）を付与したタイプと、外せないようバンドに主線を直接溶接したタイプ（c、下顎用）がある。後者は歯列形態の維持、大臼歯のアップライトや保定などに使用することが多い。

［写真はデンツプライ製］

2 装置の試適と調整、装着

試適の前に、患者と保護者に本装置を見せつつどのように用いるかを説明する。装置を口腔内に試適・装着する際は、バンドと主線を別々に入れようとせず、一体として行う。試適の際に装置が粘膜を圧迫していないか、主線が粘膜から浮きすぎていないか、シースが対合歯と接触し

● 補助弾線の装着・調整方法（反対咬合の改善を図る場合。装置自体の装着方法については122ページに準ずる）

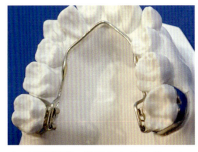

1：石膏模型に装着したリンガルアーチ装置の主線に、前歯部を唇側傾斜させるための補助弾線を付与していく。

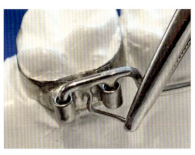

2：シースの歯頸部側のストッパーを、ピンセットなどを用いてロック解除する。

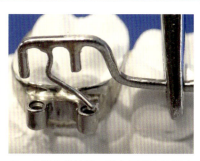

3：主線を維持部の咬合面側から撤去する。

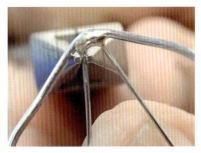

4：補助弾線（0.5mmワイヤー）を主線の中央部にロウ着する（傾斜させる歯が異なれば、ロウ着する部位も変わる）。

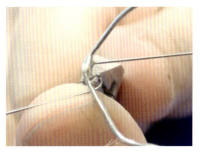

5：ロウ着ずみの補助弾線用ワイヤーを、舌側から目的の歯を外側へ押すことができるようライトワイヤープライヤーなどで屈曲する。完了したら主線をバンドの維持装置に戻す。

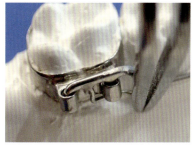

6：補助弾線をロウ着すると必然的に主線が粘膜から浮いてしまうため、ライトワイヤープライヤーなどで主線をわずかに屈曲させ浮かないようにしたあと装置を戻し、ストッパーをピンセットなどでロックする。

- バンドの装着には光重合型のセメントを用い、余剰のセメントをガーゼ等で拭い取り、咬合の妨げにならない位置に装置が配置されたことを確認してから光照射する
- シースのストッパーは、大きく動かすと金属疲労が生じて破断してしまうことがあるため、最小限の動作でロックの解除を行うようにする
- 装着の際には、リンガルアーチ装置一体で行う
- 補助弾線をロウ着する自在ロウ着※にはあらかじめ慣れておく。また、加熱しすぎて他のロウ着部位が脱落しないよう注意する

※**自在ロウ着**：ロウ着する対象物を左右の手指で保持しながらロウ着操作を行う方法。操作が簡便で比較的短時間で行え、ロウ着物の過熱を防ぐことができる

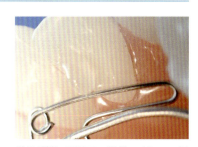

補助弾線が歯面の隆線に沿って滑り、目的どおりに上顎前歯を唇側へ傾斜できないことがある。写真のように充填用レジンなどで歯面に小さな突起をつくり、補助弾線をその突起の歯頸部側に配置しておくと、滑るのを防止できる。

て咬合を妨げていないか、補助弾線がきちんと機能しているかなどを
チェックする。試適が終わったら、バンド用セメントを用いて装着する
（装着方法についてはスケルトンタイプの拡大装置に準ずる〔122ペー
ジ参照〕）。補助弾線が咬合面方向に滑らないよう、上顎前歯部の隆線
部にレジン等で小さな突起を付与しておく。

　装着が完了したら保護者を診療室に呼び入れ、食事のしかたやブラッ
シングなどの管理方法について説明し、質問を受ける。

　月1回の来院時には、上顎前歯が唇側傾斜するよう補助弾線の調節を
行う。大臼歯のアップライトを行っている場合は、必要に応じて装置を
一度口腔内から撤去し、バンドにトルクをさらに付与してからバンド用
セメントで再装着する。

● 患者に伝えておきたい、リンガルアーチの扱い方

- 装着時の違和感は、1週間前後で慣れてくる場合が多いため、がまんしながら長時間の装着を促す
- 違和感を気にして装置を指や舌で触っていると、装置が脱離することがあるため、できるだけ避けてもらう。装置が脱離したら、次回の予約を待たずに来院するよう伝えておく
- 装置に不具合があったり、強い痛みが生じた場合は、次回の予約を待たずに来院するよう伝える

- 装置を装着している間は、多少の痛みがあることをあらかじめ伝えておき、がまんするよう患者と約束しておく
- バンドやシースの周囲にプラークが付着しやすいため、ていねい確実にブラッシングするよう伝える

● 再来院時の対応

- 月1回の来院時にはシースから主線を口腔外に撤去して、PMTC を行う
- 前歯の被蓋関係が改善されているか確認する
- さらに唇側傾斜が必要な場合は補助弾線を活性化する
- 矯正装置の変形がないか、指や舌で装置を触るくせがついていないか確認する
- 主線と前歯部までの距離をチェックする。距離が遠くなっている場合は、弾線の矯正力が弱くなり歯が移動しない。その場合は主線の再作成を行うなどする

- 埋伏犬歯の牽引を行っている場合はパワーチェーンの交換を行う。
- 毎回 PMTC を行う
- ブラッシング状況を確認し、磨けていない場合は再度 TBI を行う
- 患者には「がんばってるね」などと声をかけて褒め、モチベーションを上げるようにする
- 歯の移動中は1ヵ月ごとに来院してもらう

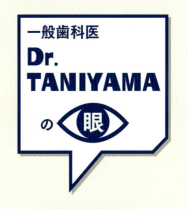

一般歯科医 Dr. TANIYAMAの眼

装置の選択肢が多すぎて迷うという方に

　一般歯科医が矯正歯科治療に取り組もうとするとき、その壁を高くしているもののひとつに、複雑な矯正装置の種類の多さがある。筆者も、矯正歯科治療を本格的に学び始めた当初は、そうした矯正装置の選択もままならなかった。歯科の専門家でありながら、多少不安を抱えながら治療を行っていたことも思い出される。

　しかし、適切な診査診断を行い、治療経験を積んでいくことで、どの症例にどの装置を使用すればいいのか、おおまかに類型化することができ、おのずと選択肢は限られてくるようになる。

　たとえば、遺伝的な要素が関与すると考えられる骨格的な下顎前突症例に対し、上顎については前方牽引装置を使用して成長を促進させることである程度コントロールできるものの、大きくなろうとする下顎についてはコントロールすることができない。そのため、目の前の症例に骨格的な下顎の問題がある場合、チンキャップの効果は期待できない。効率の良い治療を患者に行うためには、こうしたことも覚えておかなくてはならない。

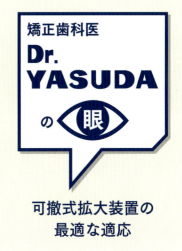

矯正歯科医 Dr. YASUDAの眼

可撤式拡大装置の最適な適応

　床拡大装置、あるいはバイヘリックスやクワドヘリックスなどの傾斜による拡大装置について、Proffitは、「傾斜による歯列弓の拡大を行うと後戻りしやすいため、可撤式拡大装置は2～3mmのスペースが必要なときにのみもっとも効果を発揮する」と記している*。そして重度の叢生のため多くの拡大量が必要な症例には、長期的には抜歯した方が良い結果を得やすいとしている。

　材料やテクニックの進化によって、矯正歯科治療では以前よりも飛躍的に容易に抜歯症例を改善に向かわせることができるようになっている。一般歯科医の皆さんにも、ぜひ、勉強と経験を積んでいただきたいと思う。

---

*　William R.Proffit（著），高田健治（訳）．新版 プロフィトの現代歯科矯正学2004．東京：クインテッセンス，2004．

上顎前方牽引装置

可撤式矯正装置

1 装置の概要

　　成長期で、上顎骨の前後径が短い骨格性下顎前突症例に対し、用いることが多い顎外固定装置である。あらかじめ口腔内の上顎歯列に装着された固定式の維持装置（リンガルアーチやスケルトンタイプの拡大装置に牽引用フックをロウ着してあるもの）と口腔外の前方牽引装置のフックとの間に、8mm程度のエラスティックを左右均等にかけて牽引する。就寝時や家庭内にいるときに使用し、外では使用しない。

2 装置の試適と調整、装着

　　試適の際、エラスティックの牽引力が上顎骨の成長方向である前下方を向くように前方牽引装置を調節する。また、口腔内と口腔外とをつなぐエラスティックが、口唇部や口角に食い込まないよう、フックの角度などに注意しながら調節する。

　　調節が終わったら、患者に鏡を持たせて装置について説明を行い、自分でエラスティックをかける練習を行う。患者自身でエラスティックをかけることができるようになったら、あるいはどうしてもできない場合

● 上顎前方牽引装置

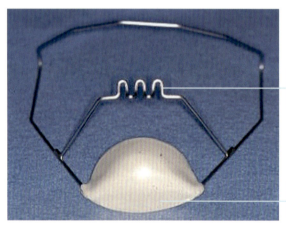

エラスティックをかけるフック

チンキャップ

口腔内に装着したリンガルアーチ（a）に付随したフックと、口腔外にある本装置のフックとの間に8mm程度のエラスティックを掛けて上顎骨を前下方に牽引し、上顎骨の前後的な成長を図る。

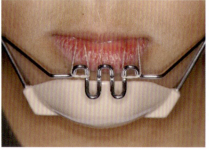
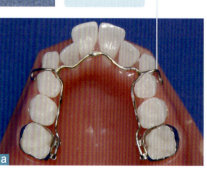

写真はフェイスクリブ〔JM Ortho〕

も保護者を診療室に呼び入れ、装置の仕組みや使用する時間などについて説明し、質問を受ける。患者自身でエラスティックの装着ができない場合は、保護者に協力を求める。エラスティックは毎日交換する必要があるため、必要があれば来院のたびに100個入りのエラスティックの袋を渡し、毎日忘れずに装着・交換するよう指導する。

患者に伝えておきたい、上顎前方牽引装置の扱い方

- 毎日少なくとも就寝時には装着して使用する。加えて、学校から帰宅後は自宅内で装着してもらうことが望ましい
- エラスティックは毎日新しいものを使用する。使用済みのものは捨てる
- エラスティックが少なくなったら次回の予約を待たずに連絡するように伝える
- ケガなどの防止のため、基本的に家の中でのみ使用する
- 食事時やブラッシング時には、装置を使用しない
- 学校行事などで外泊する場合は、その期間中の装置の使用を中止する

- 装着時の違和感は、1週間前後で慣れてくる場合が多いため、がまんしながら長時間の装着を促す
- 違和感を気にして装置を指や舌で触っていると、装置が脱離することがあるため、できるだけ避けてもらう。装置が脱離したら、次回の予約を待たずに来院するよう伝えておく
- 装置に不具合があったり、強い痛みが生じた場合は、次回の予約を待たずに来院するよう伝える
- 月1回の来院時には、装置を持参するように伝える

再来院時の対応

- 装置を目の前で装着してもらい、エラスティックが口唇や口角に食い込んでいないか、適切な方向に牽引されているかチェックする
- 渡したエラスティックが毎日使用されてなくなっているかチェックする
- 上顎被蓋関係をチェックする。あらかじめ装着開始前に口腔内写真を撮っておき、比較すると良い
- 口腔内の維持装置に変形や破損などの問題がないか確認する
- 矯正装置の変形がないか、指や舌で装置を触るくせがついていないか確認する

- 月1回の来院時は毎回PMTCを行う
- 本人だけでなく、保護者にも装置を使用しているかを確認する
- ブラッシング状況を確認し、磨けていない場合は再度TBIを行う
- 患者には「がんばってるね」などと声をかけて褒め、モチベーションを上げるようにする
- 装着中は1ヵ月ごとの来院を促す。慣れて順調に使えてきたら2ヵ月に1回程度に減らしても良い

咬合斜面板装置

可撤式矯正装置

1 装置の概要

成長期の患者で、下顎骨の前後径が短い骨格性上顎前突症例に対し、下顎骨の前後的な成長を期待して使用する、可撤式矯正装置ならびに機能的矯正装置である。前方位で下顎を咬合させることで、下顎の成長の促進を図る。就寝時は使用せず、昼間の活動時に随意的に下顎を前方に位置付けさせて使用する。

2 装置の試適と調整、装着

装置を口腔内に装着し、床部分やクラスプ部の適合をチェックする。顎関節部に痛みがないか聞き取りを行い、下顎を前方に位置させた際に抵抗なく、かつ左右側方向にずれずに誘導されるよう調整を行う。

患者自身で装置の着脱ができるように練習したあと、保護者を診療室に呼び入れ、装置の仕組みや使用する時間などについて説明し、質問を受ける。なお、使用していると下顎前歯部が当たってレジンの斜面部分が削れていくため、必要に合わせて来院時にレジンを添加する。

装置を使用しても、下顎の前方成長が思わしくない症例もある。放置すると二態咬合を呈するため、Ⅱ期治療を必要とする。その際は、各患者の下顎位をよく見極めてから治療計画を立案する必要があり、適切な時期を待たなければならないことを保護者に早い段階から伝えておく。

● 咬合斜面板装置

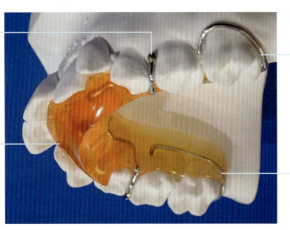

維持用のボールクラスプ
維持用のシングルクラスプ
下顎前歯を前方に誘導する斜面形状の床部分
維持用のシングルクラスプ

下顎の前方への成長を促す目的で、上顎に装着する。装置に付与された斜面に沿って下顎前歯が前方に誘導される。それによって下顎が前方位をとり、顎関節部の成長を促すことができる。

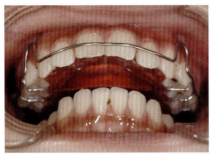
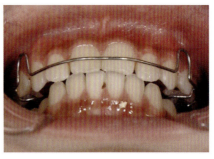

装置を装着して咬合すると、土手状に設計されたレジン部分の斜面を滑って下顎が前突する。

● 咬合斜面板装置と咬合挙上板装置の違い

	咬合斜面板装置	咬合挙上板装置
下顎の歯の動き	下顎が反時計方向に回転する	下顎が時計方向に回転する
咬合挙上	できる	できる
下顎下縁平面角	小さくなる	開大する
セファロ分析上のB点	前方に移動	後方に移動
禁忌	骨格性2級のローアングル症例	骨格性2級症例やハイアングル症例

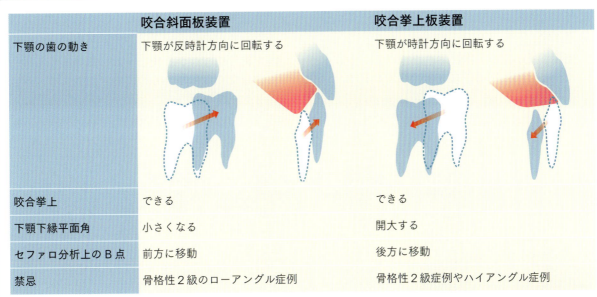

咬合斜面版装置と咬合挙上板装置、いずれの装置も、装着すると上下顎大臼歯が咬合しなくなるため、咬合は挙上する。しかしこの2つの装置は機序がまったく異なるため、どちらの装置が目の前の症例にとって適切なのか、慎重に判断して用いる必要がある。

左向き（鼻が向かって右を向く）に撮影された側方セファログラムで見てみると、咬合斜面板装置を用いたときは下顎が反時計方向に回転する。すると下顎下縁平面角が小さくなり、下顎が前方に動く。逆に咬合挙上板装置を用いたときは下顎が時計方向に回転する。下顎下縁平面角は開大し、下顎が後退する。そのため本装置を骨格性2級症例に用いると、症状の悪化を招くこととなる。

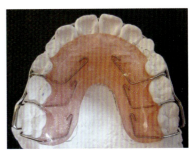

咬合挙上板装置

● 患者に伝えておきたい、咬合斜面版装置の扱い方

- 毎日少なくとも昼間の活動時には装着して使用する。加えて、学校や自宅内で装着してもらうことが望ましい
- 食事時やおやつを食べる際は口腔外に撤去し、歯科医院から渡した保管用ケースに入れておく。食後は必ず歯磨きをしてから再装着する
- 就寝前に装置を歯ブラシ等で清掃し、保管用ケースに収納する
- 装着時の違和感は、1週間前後で慣れてくる場合が多いため、がまんしながら長時間の装着を促す
- 学校の体育の授業などで装置を外す必要がある場合は、臨機応変に対応するよう指示する。装置を外した際は、紛失を防ぐため必ず保管用ケースに入れるよう指導する
- 違和感を気にして装置を指や舌で触っていると、装置が破損することがあるため、できるだけ避けてもらう。装置が破損したら、次回の予約を待たずに来院するよう伝えておく
- 装置に不具合があったり、強い痛みが生じた場合は、次回の予約を待たずに来院するよう伝える
- 装置を装着している間は、多少の痛みがあることをあらかじめ伝えておき、がまんするよう患者と約束しておく
- 月1回の来院時には、装置を持参するように伝える

● 再来院時の対応

- 装置を使用しているか、使用方法は適切か確認する
- 使用していたら装置に汚れがついているはずなので、機械的に除去する
- 前噛みをする癖がついているか確認する
- 上下顎両顎第一大臼歯の垂直的な距離が短くなっているか確認する
- 上下顎両側第一大臼歯の前後的な位置関係が適切になってきているか確認する
- 顎関節に痛みがないか問い合わせる
- レジンの斜面が削れている場合は、適宜レジンを添加して調節する
- 矯正装置の変形がないか、指や舌で装置を触るくせがついていないか確認する
- 装置を口腔内から出し入れしているうちに適合しなくなっている可能性があるため、適宜リベースを行う
- ブラッシング状況を確認し、磨けていない場合は再度 TBI を行う
- 患者には「がんばってるね」などと声をかけて褒め、モチベーションを上げるようにする
- 装着中は1ヵ月ごとの来院を促す。慣れて順調に使えてきたら2ヵ月に1回程度に減らしても良い

● その他の注意事項

咬合斜面板装置は、昼間の活動時に装着し、随意的に下顎を前方へ位置付けさせる。そのため、装置に設置された唇側線が目立ち、患者に嫌がられる場合がある。しかし就寝中の使用は、随意的な下顎前方位を取ることができないため、装置の効果が期待できず、妥協策として採用できない。

昼間に使用したがらない理由が、「目立つ」「人の目が気になる」ことであれば、唇側線のない設計（a）、あるいは唇側線が目立たない透明な樹脂で作製するなどの設計（b）を行う（なおこれは咬合斜面板に限らず、床装置すべてにいえる）。もちろん、唇側線は効率的な治療のために必要なものだが、それよりも重要なのは、患者が装置を装着することである。装着してもらえなければ、唇側線の有無の問題どころではなくなる。他に装着のモチベーションを上げる方法として、装置の樹脂部分を患者が好む色にするなどのくふうも行っている（c）。

また上顎に装着する床タイプの装置は、装置の安定・維持には口蓋部を全体的に覆う設計が良いが、口腔内での舌の挙上を妨げてしまう恐れがあるため、症例によっては口蓋部の形態に沿って部分的に削除したり、馬蹄型にくり抜いておく必要がある。

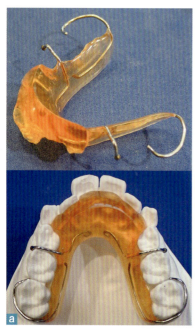

a 唇側線が付いていない装置

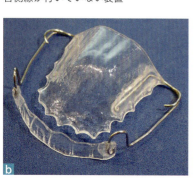

b 唇側線が目立たない装置

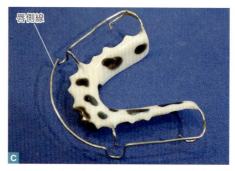

c 患者が好む色で作製した唇側線つきの保定床装置

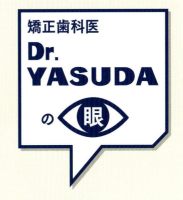

矯正歯科医 Dr. YASUDA の眼

治療・改善が難しいと感じたときはすぐ相談・紹介！

　矯正歯科治療を扱うなかで、治療や改善が難しいと迷い出す一般歯科の先生がたもおられるだろう。術前にはまず自分がこの患者を治せるかどうか、長い治療期間中お付き合いができるかどうかを判断して、治療を行うかどうかを決断してほしい。また14ページ「Dr. TANIYAMA の眼」でも書かれているように、矯正歯科医とうまく付き合うことも、一般歯科診療所における治療成功の秘訣である。「自分で何とかしなくっちゃ！」などと無理をしすぎると、被害をこうむるのは患者である。「自分には治療ができないかも」と感じたら、迷わず矯正専門で開業している医院へ紹介しよう。

　またⅠ期治療の流れとして、まず口呼吸から鼻呼吸への改善を行うことを目標とするのも良い。それによって顎位、舌位などが変化し、術前の咬合異常の状態から変化する場合が多い。その状態から何を治すべきかを見極めると、矯正歯科治療が少し楽になると考えている。

　すでに述べたとおり、スケルトンタイプの拡大装置で上顎を拡大し、続いて下顎歯列をアップライトする通法通りの拡大を行うと、個人差はあるが、おおむね数mm程度の上下顎の拡大で口呼吸だった患者が鼻呼吸しやすくなる場合が多い。そのあとは個々の患者に必要な治療を行っていく。

　しかし通法通り行っても、たとえば下記のような症例だと、改善の難しいことがある。

- 下顎骨が小さな上顎前突症例
- 過蓋咬合症例
- 舌位が改善しない（本人が不自由を感じてないためMFTをしない）症例
- 保護者、患者本人が極端に神経質

　こうした場合も、矯正専門医に意見を求めたり、紹介することをためらわずに行おう。

スペースリゲーナー

可撤式矯正装置

1 装置の概要

おもに小臼歯の萌出余地の回復を行うため、また第一大臼歯の近心傾斜を是正する目的で用いる可撤式矯正装置で、上顎でも下顎でも使用する。遠心方向へ傾斜させたい大臼歯の近心側にスクリューが埋め込まれてあり、近心傾斜した第一大臼歯を遠心方向に傾斜移動させる。スケルトンタイプの拡大装置用のスクリューと似ているものの異なる。

たとえば、小臼歯の萌出余地不足に加えて前歯部叢生があるような場合、この装置でそれらすべてを改善しようと欲張り、過度に大臼歯部を遠心傾斜させてしまうと、大臼歯部の咬合が悪くなるだけで本質的な治療とはならない。本装置は、第一大臼歯を遠心方向へ歯体移動させることはできず、あくまでも近心傾斜した大臼歯をアップライトして、萌出困難となった小臼歯の「萌出余地の回復」を行うことのみが可能である。装置の機能をよく知って使い分けよう。

● スペースリゲーナー

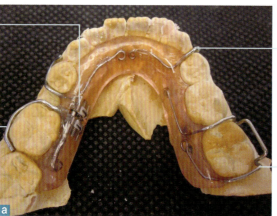

- 拡大用スクリュー
- 装置維持のためのクラスプ
- 装置維持と第一大臼歯移動のためのクラスプ
- 装置維持のためのアダムスクラスプ

乳臼歯の早期喪失により第一大臼歯の近心傾斜や近心転位が生じた場合に、第一大臼歯の遠心方向への傾斜を生じさせ、第二小臼歯の萌出余地の回復を図る。

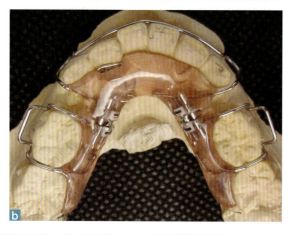

a 片側のスペースリゲーナー
b 両側のスペースリゲーナー

2 装置の試適と調整、装着

試適の前に、患者と保護者に本装置を見せながらどのように用いるかを説明する。また手のひらに乗せたまま口腔外にてキーを差し込み、スクリューを数回回転させて拡大する練習を行う。その後装置を口腔内に装着し、床部分やクラスプ部の適合をチェックする。

試適と装置の確認を終え、装着に問題がなければ、装置の着脱の練習を行う。保護者を診療室に呼び入れ、装置の装着する時間や扱い方などについて説明し、質問を受ける。また、装置を外している間に入れておくケースを渡す。固定式の装置ではないため、まずスクリューは回さずただ口腔内に装着し、装着感に慣れてから拡大を開始したほうが良いと考える。また拡大の頻度は5～7日に1回程度とする。

装置の使用は、第二小臼歯の萌出余地ができるまで続け、拡大後は、第二小臼歯が萌出するまで本装置にて保定する。

● 患者に伝えておきたい、スペースリゲーナーの扱い方

- 拡大するのを忘れた場合は、忘れたぶんを取り戻そうと一度に多くの拡大を行う必要はない。気づいたときから、従来どおりの割合でスクリューを回してもらう
- 食事時やおやつを食べる際は口腔外に撤去し、歯科医院から渡した保管用ケースに入れておく。食後は必ず歯磨きをしてから再装着する
- 就寝前に、保護者に装置周辺を歯ブラシ等で磨いてもらう
- 装着時の違和感は、1週間前後で慣れてくる場合が多いため、がまんしながら長時間の装着を促す

- 違和感を気にして装置を指や舌で触っていると、装置が破損することがあるため、できるだけ避けてもらう。装置が破損したら、次回の予約を待たずに来院するよう伝えておく
- 装置に不具合があったり、強い痛みが生じた場合は、次回の予約を待たずに来院するよう伝える
- 学校の体育の授業などで装置を外す必要がある場合は、臨機応変に対応するよう指示する。装置を外した際は、紛失を防ぐため必ず保管用ケースに入れるよう指導する
- 装置を装着している間は、多少の痛みがあることをあらかじめ伝えておき、がまんするよう患者と約束しておく

● 再来院時の対応

- 装置を使用しているか、使用方法は適切か確認する
- 使用していたら装置に汚れがついているはずなので、機械的に除去する
- 目的の余地が獲得されたか確認し、不足している場合は拡大を継続する
- 適合しなくなっている可能性があるため、矯正用即時重合レジンなどを用いて適宜リベースを行う

- ブラッシング状況を確認し、磨けていない場合は再度TBIを行う
- 患者には「がんばってるね」などと声をかけて褒め、モチベーションを上げるようにする
- 拡大期間中は1ヵ月ごとに来院してもらう

エッジワイズ装置

固定式矯正装置

1 装置の概要

歯を適切に排列する目的で、三次元的に歯を移動する装置である。一般に小臼歯より前方の歯はブラケット（歯面に接着）、大臼歯部はチューブ（バンドに溶接するか歯面に接着）を用い、そこにアーチワイヤーを挿入することで矯正力が生じる。つまり、変形したアーチワイヤーが復元する力によって歯が移動するわけである。

治療開始当初は、装置に軟らかい細いワイヤーしか挿入することができないが、排列が進むにつれて太く剛性の高いワイヤーが装着可能となっていく。根尖と歯槽骨頂の中央にあるとされる＊抵抗中心に矯正力をかけると歯体移動が可能となるが、本装置を歯根に装着するわけにはいかないため、歯冠部に装着したブラケット等の装置を介して歯根を動かすこととなる。したがって、的確な矯正力をはたらかせるためには、トルクや歯体移動に関する十分な理解と、的確な診査診断、適切な装置の配置が必要となる。

ブラケットの装着法には、直接法（ダイレクトボンディング法）と間接法（インダイレクトボンディング法）がある。直接法は、ハイトゲージで確認しながらボンディング材を貼付したブラケットをひとつずつ歯面に乗せていき、光照射して硬化させる。

● エッジワイズ装置

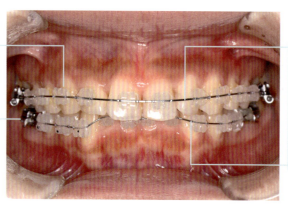
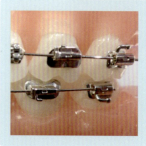
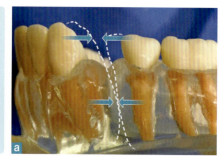

前歯部〜小臼歯部に接着するブラケット

ブラケットやチューブに通されたワイヤー（上顎の排列が進んでおり、下顎より太いワイヤーが挿入されている）

大臼歯部に接着するチューブ

装置に組み込まれた溝にワイヤーを挿入、結紮することで、ワイヤーの弾性や復元力が発揮されて歯が移動する。歯を平行に移動し（歯体移動、[a]）、歯冠のみならず歯根も移動させることができる。排列が進むと剛性が高く太いワイヤーを挿入することができる（写真上は、下顎両側犬歯のブラケットと前歯部のブラケットの垂直的な隔たりが大きいため、まだ剛性が高く太いワイヤーを挿入することができない状態）。

＊ William R.Proffit（著），高田健治（訳）．新版 プロフィトの現代歯科矯正学 2004．東京：クインテッセンス，2004．

8 | 各矯正装置の装着・調整・管理の方法

一方間接法は、まず印象採得して作製した石膏模型上でブラケットを排列し、その位置をできるだけ正確に口腔内に移送するためのコアをシリコン印象材などで作製する。ブラケットを排列したコアを一体として口腔内に移し、接着させる（手順については次ページ以降の図を参照）。

② 装置の試適と調整、装着

エッジワイズ装置では試適は行わない。直接法では、ハイトゲージなどを用いて確認した適切な位置に直接ブラケットやチューブを配置する。治療が進むにつれ、ブラケットやチューブの位置修正の必要が生じることが少なくないが、そのつど当該装置を撤去し、その時点で最適と考えられる位置に新しいブラケットやチューブを再装着する。間接法でもすぐにはコアの修正が行えないため、位置修正に関しては治療開始後に直接法と同様の対応を行う。

● 患者に伝えておきたい、エッジワイズ装置の扱い方

- ブラッシングは装置の周辺を重点的に行う（105～106、152～154ページ参照）
- 装着時の違和感は、1週間前後で慣れてくる場合が多いため、がまんしながら様子をみてもらう
- 違和感を気にして装置を指や舌で触っていると、装置が脱離することがあるため、できるだけ避けてもらう。装置が脱離したら、次回の予約を待たずに来院するよう伝えておく
- 人によっては食事の際に痛みが生じる場合があるが、がまんしてもらうよう伝える

- 食事時に痛みがある患者には、食材を小さく切って食べるなど、食事のくふうの必要を伝える
- 装置に不具合があったり、がまんできないような強い痛みが生じた場合は、次回の予約を待たずに来院するよう伝える
- 装着中、大臼歯部に装着したチューブの遠心端からワイヤーが出てきて頬粘膜に当たるようになるなどの不具合があったり、強い痛みが生じた場合は、次回の予約を待たずに来院するよう伝える

● 再来院時の対応

- 予定通り改善が進んでいるか確認する
- 装置中の痛みや不具合がないか聞く
- 月1度の来院時には、毎回アーチワイヤーを撤去してPMTCを行う
- 来院時、アーチワイヤーのサイズを変更した方がよいか歯列や咬合の変化を確認して判断する。判断の結果、ワイヤーにベンディングを加えるなどの調節を行う、あるいは異なる太さのワイヤーに交換する
- チューブの遠心端から不必要にアーチワイヤーが出ていないか確認する。出ていたら、ディスタルエンドカッターを用いて処理する

- ブラッシング状況を確認し、磨けていない場合は再度TBIを行う
- 患者には「がんばってるね」などと声をかけて褒め、モチベーションを上げるようにする
- 装着期間中は1ヵ月ごとに来院してもらう
- 来院ごとに、視診や印象採得などで現状を把握する。そして今後の治療をどう進めれば効率的に治療が終了できるか、総合的かつ的確に判断し、治療を進めていく

143

● ブラケットの装着方法1：ダイレクトボンディング法〔直接法〕

（写真の製品については20ページを参照）

基本的には、使用するブラケット用ボンディング材に付されている使用説明書にしたがう。

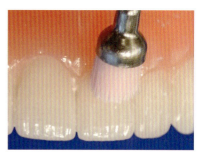

1：開口器を装着し、フッ化物を含まないペーストを用いてボンディングを行う歯面の機械的清掃を行う。

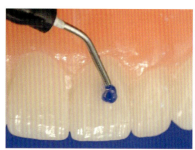

2：歯面乾燥後、ブラケット用ボンディング材に付属しているエッチング剤を塗布する。

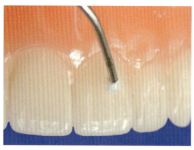

3：水洗乾燥を行い、歯面がエッチングされたことを確認してからプライマーを歯面に塗布する。

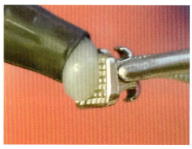

4：ブラケットをピンセットでつまみ、ベース面にボンディング材のペーストを少量盛る。

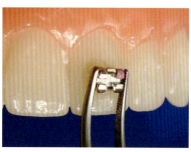

5：ハイトゲージを用いて確認した、適切な位置にブラケットを置く。

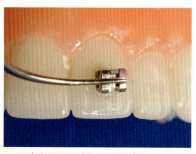

6：咬合面、唇側面からブラケットの位置を確認し、エキスプローラーなどで細かく調整をしたあと、歯面に圧接する。

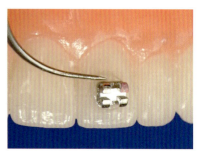

7：ブランケットを動かさないよう注意しながら、周囲の余剰レジンをエキスプローラーで除去する。

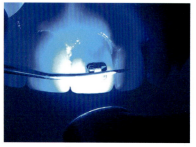

8：エキスプローラで軽く圧接しながら光照射を行う。

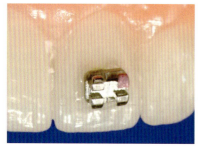

9：ダイレクトボンディング法により装着が完了したブラケット。他の歯も同様に行っていく。

● 各ブラケット装着法の長所・短所

ダイレクトボンディング法

- チェアタイムが比較的長い
- ブラケットの配置の難度が高いため、ややストレスが多い
- コア等の装置作製の必要がなく、技工料金がかからない
- ブラケットの配置は大変難易度が高く、臨床経験によって治療結果が左右されるため、慎重に行わなければならない

● ブラケットの装着方法2：インダイレクトボンディング法〔間接法〕

基本的には、使用するブラケット用ボンディング材に付されている使用説明書にしたがう。

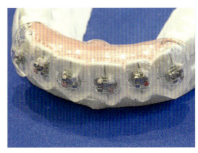

1：石膏模型を用いて装着予定の位置にブラケットを配置し、シリコン印象材などを用いて口腔内への移送用コアを作成する※。

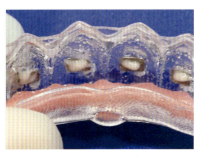

2：コアに埋め込まれたブラケットのベース部分に、フローのボンディング材を少量塗布する。

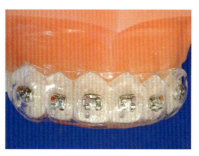

3：歯面にエッチングと水洗乾燥を行い、プライマーを塗布した後、コアを装着する。

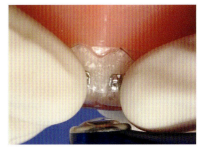

4：手指でコア内のすべてのブラケットを歯面に圧接する。

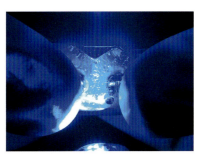

5：1ヵ所ずつ指でコアを押さえ、その上から光照射する。照射はアシスタントに行ってもらうと良い。

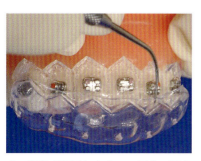

6：照射が完了したら、コアを口腔内から撤去する。

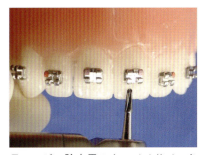

7：レジン除去用のカーバイドバーを用いて、ブラケット周囲の余剰レジンを除去する。

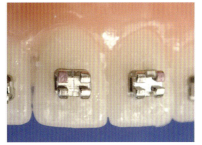

8：インダイレクトボンディング法により装着が完了したブラケット。

※筆者（Dr. 保田）は白須賀直樹先生考案のコアを使用しており、その手順にしたがっている[*]。また、チークリトラクターを用いると歯面への圧接がやりづらいため、使用していない。基本から大きく外れない程度に、術者の行いやすい方法を模索すると良い。

インダイレクトボンディング法

- チェアタイムが非常に短い
- ブラケットのポジショニングが口腔外の石膏模型で行われているため、装着時にストレスが少ない
- 装置の作製に時間と費用が必要となる
- コアを被せているためボンディング中に余剰レジンを除去することができない。レジン硬化後に、除去用のカーバイドバーなどを用いて除去する必要がある
- 模型にブラケットを配置する術者の臨床経験によってコアの良否が決まるため、経験豊富な歯科医師が行う

[*] 保田好隆，白須賀直樹，保田好秀．IDBSの理論と臨床．東京臨床出版，2007．

● **チューブの装着方法〔溶接法〕**　　　　　　　　　　　　　　　（写真の製品については20、22ページを参照）

　チューブは大臼歯部に装着することが多い。装着は、ボンディングによる方法（ブラケットのボンディングの項〔144ページ〕を参照）と、バンドにチューブを溶接する方法がある。

　ボンディング材の進化により、大臼歯部にボンディングを行っても、装置の脱離は起こりにくくなってきている。しかし患者の口腔内状況や習癖などによっては、まだボンディング材の接着力が不十分な場合があるため、当面バンドへのチューブの溶接は必要であろう。

　チューブをバンドに溶接できたら、口腔内に合着用のセメントを用いて装着する。その際、試適時と同じ高さにチューブが配置されているか確認しながら行うことが望ましい。

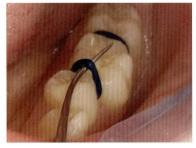

1：歯間分離を1〜2週間程度行った後、エラスティックを撤去する。

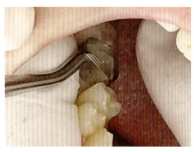

2：高濃度のフッ化物配合ペーストを用いてPMTCを行ってからバンドの試適を行う。

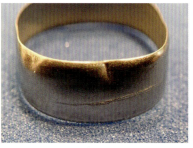

3：ハイトゲージを用いて、適切なチューブの高さをバンドに印記する。

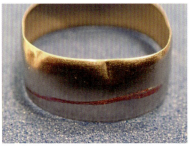

4：口腔内からバンドを撤去して、印記された線を細い油性マジックでなぞり、視認しやすくする。

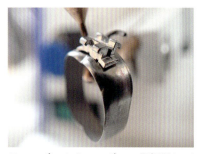

5：スポットウェルダーの電極間にバンドとチューブを挟む。

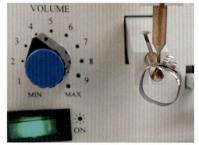

6：弱い出力で1点のみ溶接し、仮着させる（ダイヤルに注目）。

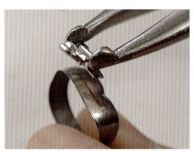

7：溶接の位置が適切でなければ、ホウプライヤー等で外して再仮着を行う。

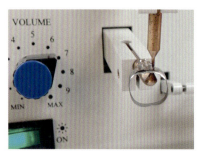

8：適切に仮着できれば、出力を挙げてチューブの四隅を溶接し固定する。

8 | 各矯正装置の装着・調整・管理の方法

● アーチワイヤーの装着と撤去

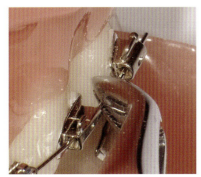

1：ユーティリティプライヤーでワイヤーを把持し、チューブとブラケットのスロット（溝）にワイヤーを挿入する。

アーチワイヤーは、ブラケットやチューブの装着完了後に装着する。固定目的の結紮にエラスティックを用いる場合は、モスキートフォーセップスで行うことが多い。また、リガチャーワイヤーを用いる場合は、リガチャータイニングプライヤーで行う。

結紮した材料の撤去では、エラスティックにはエキスプローラを、リガチャーワイヤーにはピンアンドリガチャーカッターを用いる。アーチワイヤーの挿入と撤去には、ユーティリティプライヤーやホウプライヤーなどを用いる。

以下にアーチワイヤーを挿入した後に、エラスティックを用いてブラケットにアーチワイヤーを結紮する手順を示す。上段は通常の結紮、下段はよりタイトな結紮の手順である。

（文章中のインスツルメントは28、29ページを参照）

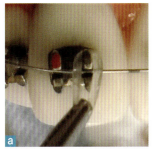
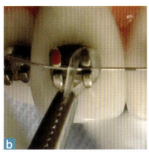
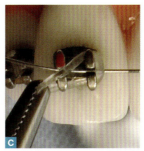
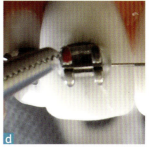

2-1（通常の結紮）：ブラケットにワイヤーを固定する部品のついたセルフライゲーションブラケットでなければ、専用のエラスティックやリガチャーワイヤー（結紮線とも。ブラケットにアーチワイヤーを固定するための細い金属線）を用いてブラケットに結紮し、外れないようにする作業を行う。4つある結紮用のウィング（爪）の1つにエラスティックをかける（**a**）。それから時計回りに、順にウィングにエラスティックをかけていく。その際エラスティックを引っ張りすぎると、歯に力がかかり、痛みを患者に与えてしまうため、あまり大きく力をかけないようにしながら行う。

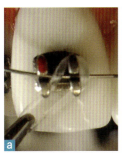
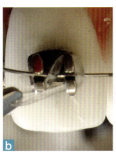
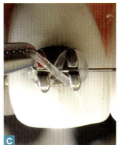
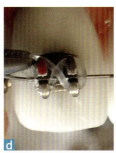
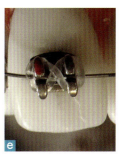

2-2（**よりタイトな結紮**）：ブラケットが装着されている歯が捻転している場合など、よりタイトな結紮を必要とする場合は、右側からもう片側に移る際に、エラスティックをねじる操作を加える。するとエラスティックにテンションがかかってアーチワイヤーがブラケットに強く挿入され、適切に力がかかるようになる。

3：すべてのブラケットにエラスティックをかけて結紮を終えたら、チューブの遠心端から出ている余剰のアーチワイヤーを屈曲させて、チューブから抜けないようにする（シンチバック〔ベンドバック〕で行う）。またアーチワイヤーの尖端が頬粘膜に当たらないよう、ディスタルエンドカッターでチューブの遠心端をカットする。

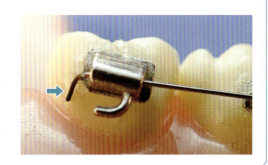

保定装置（リテーナー）

固定式／可撤式

1 装置の概要

矯正治療終了後や歯の動的治療後に長期間矯正力を受け続けてきた歯列の安定を目的に装着するもので、可撤式と固定式がある。可撤式は床タイプ、マウスピースタイプ等があり、固定式は、歯の舌側面に沿わせて屈曲させた細いワイヤーをレジン等で接着して使用する。装着期間の目安としては、おおむね動的治療期間と同程度の期間が必要とされる。

2 装置の試適と調整、装着

可撤式の試適では、口腔内に装着してみて装置による粘膜への強い圧迫がないか、クラスプが浮いていないかなどをチェックする。

固定式の試適では、口腔内に装着して同様の問題がなければ、ボンディ

● 保定装置

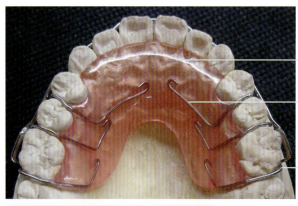

歯を舌側から保持するレジン床

装置を維持するボールクラスプ

臼歯と装置を維持するアダムスクラスプ

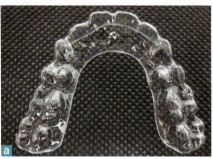

上：床タイプの可撤式保定装置
下：マウスピースタイプの保定装置

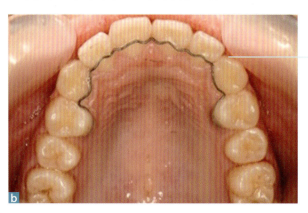

前歯部舌側面に合わせて屈曲した0.195インチマルチストランドワイヤー（細い金属を縒り合わせたワイヤー）

患者の生活様式などを考慮して、どちらかを選択する（159ページ参照）。

可撤式保定装置（a）

レジン床に、適宜必要なクラスプを配置して作製する。なお抜歯症例では、便宜抜歯をした部位にスペースが生じやすいため、犬歯と第二小臼歯の間にはクラスプを配置しない方が良い。また床が厚い、あるいは口蓋全体を覆うデザインだと舌感が良くないため、クラスプが露出しないよう留意しながら強度が保てる程度の薄さに仕上げ、かつ形態を馬蹄形にすると良い。（写真は非抜歯症例の保定床装置）

固定式保定装置（b）

印象採得し作製した模型の、前歯部舌側面の形態に合わせ、ライトワイヤープライヤー等を用いて直径0.195インチのマルチストランドワイヤーを屈曲し作製する。屈曲後のワイヤーは歯面処理を行い、レジンで接着する。主に非抜歯症例の前歯部の保定に使用する。

ング用レジンなどを用いて前歯部舌側に接着する。装着後は、つねに触れることになる舌に痛みがないか確認する。問題がなければ、患者や保護者に装置の管理方法について説明を行う。

患者に伝えておきたい、保定装置の扱い方

可撤式保定装置の場合

- 装置を装着しなければ後戻りが生じることを伝える
- はじめの1年間は、食事と歯磨き以外の時間にできるだけ装着するように指導する
- 食事時やおやつを食べる際は口腔外に撤去し、歯科医院から渡した保管用ケースに入れておく。食後は必ず歯磨きをしてから再装着する
- 就寝前に一度装置を歯ブラシ等で清掃し、再度装着してから就寝する
- 装着時の違和感は、1週間前後で慣れてくる場合が多いため、がまんしながら長時間の装着を促す
- 学校の体育の授業などで装置を外す必要がある場合は、臨機応変に対応するよう指示する。装置を外した際は、紛失を防ぐため必ず保管用ケースに入れるよう指導する
- 装置に不具合があったり強い痛みが生じたら、次回の予約を待たずに来院するよう伝える
- 装置を装着している間は、多少の痛みがあることをあらかじめ伝えておき、がまんするよう患者と約束しておく
- 3ヵ月に1回程度の来院時には、必ず装置を持参してもらう

固定式保定装置の場合

- 装置が装着された状態でのブラッシング方法を指導する
- 違和感を気にして装置を指や舌で触っていると、装置が脱離することがあるため、できるだけ避けてもらう。装置が脱離したら、次回の予約を待たずに来院するよう伝えておく
- 装置周辺を重点的にブラッシングする
- 装着時の違和感は、1週間前後で慣れてくる場合が多いため、がまんしながら長時間の装着を促す
- 装置に不具合があったり、強い痛みが生じた場合は、次回の予約を待たずに来院するよう伝える
- 装置を装着している間は、多少の痛みがあることをあらかじめ伝えておき、がまんするよう患者と約束しておく

再来院時の対応

- 装置を使用しているか、使用方法は適切か確認する（可撤式の場合）
- 咬合や歯並びに変化がないか確認する
- 使用していたら装置に汚れがついているはずなので、機械的に除去する
- 装置中の痛みや不具合がないか、気になるところはないか聞く
- 矯正装置の変形がないか、指や舌で装置を触るくせがついていないか確認する

- 口腔内から出し入れしているうちにワイヤーの部分が変形するため、クラスプや唇側線を調節する（可撤式の場合）
- ブラッシング状況を確認し、磨けていない場合は再度TBIやPMTCを行う
- 患者には「がんばってるね」などと声をかけて褒め、モチベーションを上げるようにする
- 装着期間中は3ヵ月ごとに来院してもらう

歯列内における個々の歯の位置は、歯槽骨の形と、周囲の軟組織から加えられる圧力、そして咬合圧によって定められる。

たとえば前方の歯、特に犬歯において、無理な矯正歯科治療で唇側傾斜による移動が行われた場合、周囲の軟組織からは頬舌圧がかからず、頬圧のみが作用する。そのため、舌側方向に向かって移動しやすくなってしまう。その結果犬歯間幅径が狭くなり、前歯部の叢生が再発することとなる。こうしたことから、犬歯の過度の唇側方向への拡大は避けるべきである。

重度の叢生症例に関しても、無理をせず適切な量の拡大を行う。排列スペースが不足する場合はスライスカットを行ったり、抜歯治療を行うべきである。小臼歯を抜去して犬歯を遠心に移動すると犬歯間幅径が拡がることになり、前歯部の位置が安定することも多い。

こうしたことに留意しながら多くの症例を経験するなかで、Ⅰ期治療のみで終了する症例も多いが、Ⅱ期治療へ移行しなければならない症例も少なくない。つまり矯正歯科治療を行うにあたって、Ⅰ期治療のみを行うことができたらいいというわけではなく、エッジワイズ装置での治療技術の習得は必須となる。

しかしエッジワイズ装置を用いた矯正歯科治療は、複雑なワイヤーベンディングや、正しい位置へのブラケットの配置、歯に矯正力をかけた際に生じる反作用を考慮するなど、幅広く多角的な技術・技量と知識を必要とする。そのためには多くの経験を経る必要があり、短期間の実技講習などではその習得が難しい。

決して容易に扱える装置ではないが、矯正歯科の材料や技術も日進月歩で進化している。一般歯科診療所でもより良い結果が出せ、多くの患者が笑顔になれるよう、筆者もより容易でより効率の良い治療について考えていきたいし、それらを一般歯科の先生がたと共有したいと思っている。

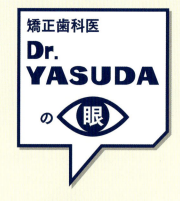

矯正歯科医 Dr. YASUDA の〈眼〉

軟組織による力や後戻りを防ぐ無理のない排列を行おう

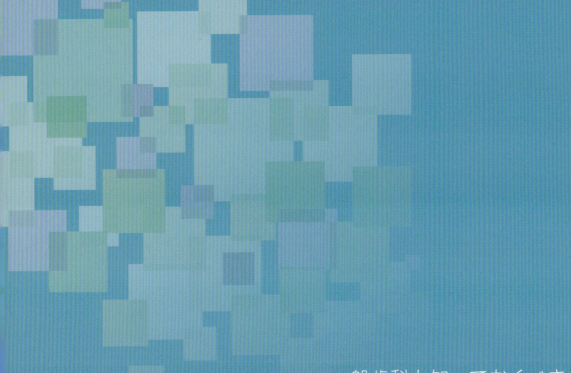

一般歯科も知っておくべき
矯正歯科の臨床セオリー⑦

動的治療開始〜終了時までのケア

動的治療開始後、一般歯科ができるケアとは

う蝕や歯肉炎を引き起こす清掃不足を防ぐ

モチベーションの維持、向上に努める

矯正歯科治療期間と脱灰の発現頻度との間には正の相関があり、特に治療期間が2年を過ぎるとリスクが高まるとされている[*1]。これは、酸産生能の高い細菌へと細菌叢が変化すること、カルシウムやリンのイオン濃度が低下することが原因であると報告されている[*2]。また、固定式矯正装置は口腔内環境に与える影響が大きく、同装置を装着した者は装

● 矯正歯科装置周辺のブラッシング方法と使用器具

特にエッジワイズ装置は清掃性が悪い。ブラケットを境に、
❶ ブラケットの切端側
❷ ブラケットの唇側中央部
❸ ブラケットの歯頸部側
❹ 歯頸部・歯肉
の4つのブロックに分けてブラッシングを行う。
ブラケットの上を磨いているだけでは歯面に歯ブラシの毛先が届かないため、右のように清掃器具を使い分けよう。また手用歯ブラシの代わりとして、超音波歯ブラシも清掃効果が高い。

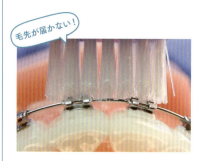
毛先が届かない！

ブラケットの上下 = 歯ブラシで磨く

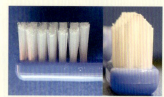
〔INTER BRACE、オーラルケア〕

歯ブラシの毛が軟らかすぎると汚れが落ちにくいため、「ふつう」を選択する。写真のように山型で毛束が3列、ヘッドが小さい製品は臼歯部が磨きやすい。磨く際は、横方向に細かく動かすようにする。

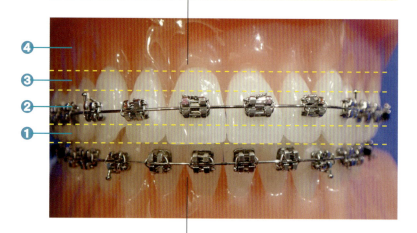

ブラケットとワイヤー、ワイヤーと歯面の間、歯の隣接部 = ワンタフトブラシで磨く

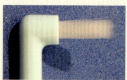
〔EX onetuft systema、ライオン〕

毛先を使って、汚れをかき出すように磨く。写真の商品は毛の長さが10.5mmと一般の商品より長く、ブラケット周辺の狭いエリアにも毛先を入り込ませることができる。

[*1] Geiger AM, Gorelick L, Gwinnett AJ, Griswold PG. The effect of a fluoride program on white spot formation during orthodontic treatment. Am J Orthod Dentofacial Orthop 1988;93(1):29-37.
[*2] Chatterjee R, Kleinberg I. Effect of orthodontic band placement on the chemical composition of human incisor tooth plaque. Arch Oral Biol 1979;24(2):97-100.
[*3] Gorelick L, Geiger AM, Gwinnett AJ. Incidence of white spot formation after bonding and banding. Am J Orthod 1982;81(2):93-98.
[*4] Boyd RL, Baumrind S. Periodontal considerations in the use of bonds or bands on molars in adolescents and adults. Angle Orthod 1992;62(2):117-126.

着しない者に比べ、う蝕に罹患するリスクが3倍になるとされる[*3]。

装置装着によって口腔内が清掃しにくい環境になるだけでなく、バンドを大臼歯に装着すると、その周辺で口腔内常在菌の球菌が減少し、歯周疾患を引き起こすスピロヘータや運動性の桿菌が増加する。そのためバンドを装着した大臼歯のプラーク指数や歯肉炎指数、歯周ポケット深さ、アタッチメントロスは、バンドを装着しない大臼歯より高い値を示す[*4]。またバンドのマージンを歯肉溝内に入れることによってプラークが歯肉縁下に付着しやすくなり、口腔内環境がさらに悪化する[*5]。

対策として、十分なブラッシング指導を行う、治療期間を長引かせない、患者のモチベーションを高める、バンドを使用しないなど清掃性が高い装置の設計を行う、といったことが考えられる[*6, 7]。

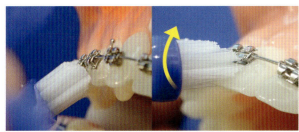

❶ **ブラケットの切端側**：歯ブラシの毛先を切端側（咬合面側）からブラケットに対し45°の角度で当て、小さく横方向に動かして磨く。毛先を当てたままヘッドを起こすようにして角度を変えつつ、細かい動きで磨き続ける。

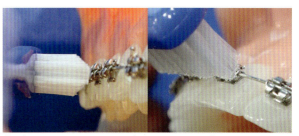

❷ **ブラケットの中央**：歯ブラシの毛先をブラケットの唇側に対し垂直に当て、小さく横方向に動かして磨く。

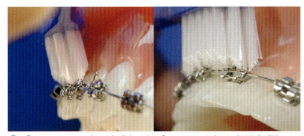

❸ **ブラケットの歯頸部側**：歯ブラシの毛先を歯頸部側からブラケットに対し45°の角度に当て、少し毛先を突っ込むようにして小さく横方向に動かして磨く。

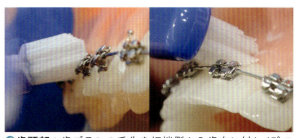

❹ **歯頸部**：歯ブラシの毛先を切端側から歯肉に対し45°の角度で当て、小さく横方向に動かして歯頸部や歯肉溝、歯肉を磨く。

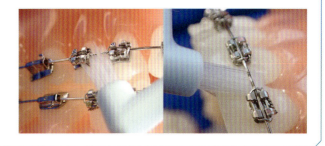

ブラケットとワイヤーの間：タフトブラシの毛先を突っ込み、汚れをかき出すように動かす。

＊5 Ericsson I, Thilander B, Lindhe J, Okamoto H. The effect of orthodontic tilting movements on the periodontal tissues of infected and non-infected dentitions in dogs. J Clin Periodontol 1977;4(4):278-293.
＊6 伊藤公一，保田好隆（編著）．歯周-矯正治療 STOP & GO 成人矯正を成功させるためのクリニカルポイント．東京：クインテッセンス出版，2012．
＊7 髙田健治（監修），保田好隆，日高 修（著）．矯正歯科治療とオーラルハイジーンコントロール．東京：クインテッセンス出版，2000．

Attention！ 歯科衛生士トピックス
この時期のブラッシング指導において大切なこと

もっとも大切なのは、ホームケア！

　矯正歯科治療中においては、約1ヵ月に1回のプロフェッショナルの機会も貴重だが、口腔内細菌を減らして歯肉の炎症やう蝕を予防するためにより重要なのは、患者自身による毎日のホームケアである。このことを患者に強く認識させて、モチベーションを維持させることが明暗を分ける。また、歯ブラシは消耗品であり、ブラケットなど金属やセラミックでできた矯正装置を磨くと、その毛先はすぐに傷んでしまう。歯磨きの頻度、圧力によって傷み方の個人差はあるが、少なくとも1ヵ月に1回交換するという目安を厳格に守ってもらい、使用開始から1ヵ月以内であっても、毛先が痛んで開いたり毛束がバラバラになったりしたら、すぐ取り替えるよう伝えよう。

歯科矯正用アンカースクリュー周辺のブラッシングについて

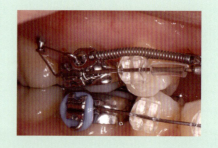

　埋入後の歯科矯正用アンカースクリューは、薄い皮質骨で維持されていることが多く、歯磨き時に歯ブラシのヘッドでつつくなどして刺激を与え続けると、脱離の原因となる。歯磨きでは、硬い部分を当てないよう説明をしておかなければならない。また歯科矯正用アンカースクリューの滑沢な表面は、軟らかい毛先の歯ブラシで軽く磨くようにすると良い。
　歯科矯正用アンカースクリューとアーチワイヤー間に牽引用のパワーチェーンやクローズドコイルが装着されている場合は、弱い力で磨くよう心がける。その歯肉側に汚れが貯まりがちだが、歯間ブラシ等で歯肉を傷つけないよう清掃していく。

スケルトンタイプの拡大装置が装着されている場合

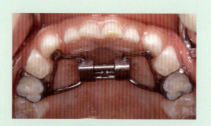

　装置自体が外れる恐れはないため、あまりに神経質になる必要はない。歯肉を傷つけないようにしながら、特にバンド回りをていねいに磨いてもらうよう指導する。治療中は保護者がスクリューを回転させることとなるが、装置中央部にあるスクリュー周囲に磨き残しが多く付着し、スクリュー回転用のキーを差し込む穴が見えなくなることも多い。あらかじめ、スクリューを回転する直前に歯磨きをしてあげるように保護者に伝えてもいいだろう。またスクリューの口蓋側に食物が挟まった場合は、勢いよくぶくぶくうがいをしたり、太めの歯間ブラシで除去するように指導する。

治療期間が長いからこそ、モチベーションを保つお手伝いを

チームで患者を応援しながら長い道のりを歩もう

前述のとおり、矯正治療期間が2年を超えると細菌活動が活発化しう蝕のリスクが増加する。その原因には、治療が長期間に及び、患者の口腔の健康やセルフケアに対するモチベーションが低下することも大きくかかわっているであろう。歯列の状態や患者の生活環境から、どうしても治療が長期間に及ぶ場合があるため、治療期間中患者を励ましモチベーションを上げる努力を、歯科医院の全員がチームとなって行う必要がある。またここで獲得したブラッシング方法は患者にとって一生の財産であり、矯正歯科治療で得た笑顔に等しい価値があるともいえる。適切なケアを行っていれば、動的治療が終了し装置を撤去した後に細菌数はさらに減り、治療前と同じ、あるいはより改善された口腔内となる。

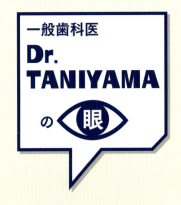

矯正専門歯科診療所と患者の出会いは、長いライフステージのうちほんの一時的なものといえる。他の治療より長期にわたることの多い矯正歯科治療だが、終了してしまえば、後戻りでも起こらない限り、同様の治療やお付き合いをすることは二度とない。

一方、一般歯科診療所は、患者が離れていかない限り一生涯にわたって患者の口腔内感染や咬合の管理をしていく。矯正歯科治療を自院で行うなら、咬合に関してはなおさら責任が重大となり、患者とのつながりも深くなる。そして治療終了後は患者の年齢や口腔内の変化に応じたアプローチが求められることとなる。

青年期までに矯正歯科治療が終了する場合は、定期的なプロフェッショナルクリーニングやフッ化物塗布等によるう蝕予防が中心になる。ライフイベントが増え、口腔内への関心や予防に対するモチベーションが低下しやすいため、歯科衛生士によるコミュニケーションや動機づけが重要になるであろう。

また経験的に中年期、壮年期の患者からの矯正歯科治療の要望も多い。歯の残存率が上がり、比較的多くの歯が残る口腔内に矯正歯科治療を考える機会もますます増えていくだろう。この年代の患者には、治療中も治療後も歯周病の管理が必須になる。

特に近年、メインテナンスに力を入れている一般歯科診療所は多く、患者の口腔内を定期的に診る機会は頻繁にある。咬合や歯並びの異常に、すぐに対応できる環境にはあることは非常に有利なことだと考えて、診る眼と技術を養い、備えておくべきである。一般歯科診療所は、矯正歯科治療という重要な点を含め、患者の口腔内を小児期から老年期まで線で診ていくべきと心得よう。

矯正装置の撤去から保定まで

固定式矯正装置の効率的で安全な撤去法

矯正装置撤去のタイミング

使用している矯正装置がその目的を達成し、次に使う装置ができあがるまでの準備期間中に歯列を維持するため、あるいは歯の移動が終了し、治療結果に患者や保護者が満足（納得）した時点で、保定装置の準備を行う。次の装置が必要な治療の場合、現在の装置を装着したまま印象採得を行い、模型を院内技工あるいは歯科技工所へ送る。新たな装置が医院に届けられた時点で、現在の装置を撤去する。

可撤式矯正装置の撤去は、装置の使用中止を患者に伝えた後、装置を医院で預かったり処分したりするだけですむが、固定式矯正装置の撤去はやや煩雑であるため、以下に解説する。

● 固定式矯正装置の撤去の手順と注意事項

（インスツルメントについては26〜28ページ参照）

1．バンドの除去

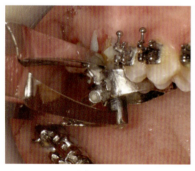

1：バンドの除去には、バンドリムーバーを用いる。

バンドリムーバー ▶26ページ

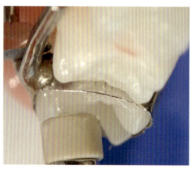

2：バンドリムーバーの平らな面を咬合面に当て、尖端をバンドの下縁に引っ掛け、持ち上げるようにバンドを除去する。強力に合着して容易に撤去できない場合は、バンドの近心隅角部をカーバイドバー等で切断する。

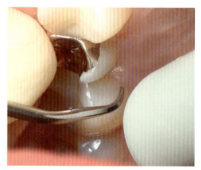

3：バンドの除去後、歯面に残ったセメントは超音波スケーラー等で取り除く。

- 歯肉をバンドリムーバーの先で傷つけないようにする
- 合着が強く撤去しにくい場合がある。患者が痛がるようであれば、無理にバンドリムーバーを用いて撤去を行わない。再装着をする必要がない場合は、カーバイドバー等を用いてバンドを切断するなど、別の手段を講じる
- バンドは薄いため、撤去時にカーバイドバーを用いて切断するとエナメル質を削ってしまう恐れがある。使う場合は細心の注意を払う
- 歯肉溝内にも接着材料が残っていることがあるため、注意深くチェックし取り除く

9 ｜ 動的治療開始〜終了時までのケア

2．ブラケットの除去

メタルブラケット、樹脂製ブラケットの場合

ブラケットリムービングプライヤーなどで除去する。メタルブラケットでは、術者が慣れた器具を用いて除去を行う場合も多い（切れにくくなったピンアンドリガチャーカッター、ホウプライヤー、ユーティリティプライヤー〔a〕、バンドリムービングプライヤー〔b〕など）。

- バンドリムーバー ▶ 26ページ
- ブラケットリムーバー ▶ 27ページ
- ホウプライヤー ▶ 28ページ
- ユーティリティプライヤー ▶ 28ページ

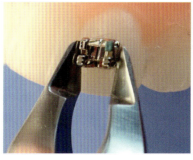
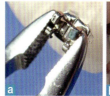
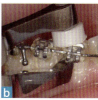

ユーティリティプライヤーでもブラケットを簡単に除去できる（a）。バンドリムーバーは結紮を外さず撤去ができる（b）。

1：ブラケットリムーバーの刃先をブラケットベースの下部と接着歯面の間に入れて少し力を入れると容易に除去できる。

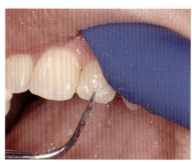

2：歯面に残留した接着材料は、レジンリムーバーやレジン除去用のカーバイドバー、超音波スケーラーなどを用いて除去する。

セラミックブラケット、アルミナ（酸化アルミニウム）製ブラケットの場合

製品によって専用リムーバーが販売されていることが多い。同メーカーのブラケットでもラインナップや部位により大きさが異なり、当然他社の製品には応用できないことが多い。

- ブラケットリムーバー ▶ 27ページ

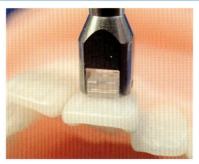
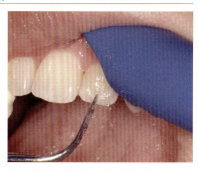

1：専用リムーバーの作業部をブラケットにはめ、少し力を入れて回転させると除去できる。（写真はグラムセラミックブラケット〔フォレスタデント・ジャパン〕）

2：歯面に残留した接着材料は、レジンリムーバーやレジン除去用のカーバイドバー、超音波スケーラーなどを用いて除去する。

セラミックブラケットはメタルブラケットより強固に接着されることが多く、そのぶん除去が難しい。除去が難しいときは、歯面を傷つけないよう細心の注意を払いつつ、ダイヤモンドバーなどでブラケット中央部に切り込みを入れてからホウプライヤーやユーティリティプライヤーなどで挟み、力を入れると除去できる。あるいはセラミックブラケットのウィング部に CO_2 レーザーを照射すると、ボンディング材が劣化し除去が容易になる[*]。

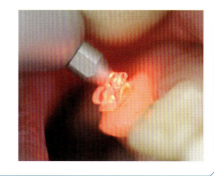

---

[*] Iijima M, Yasuda Y, Muguruma T, Mizoguchi I. Effects of CO_2 laser debonding of a ceramic bracket on the mechanical properties of enamel. Angle Orthodontist 2010;80(6):1029-1035.

2. ブラケットの除去〔つづき〕

- 除去の際、ダイヤモンドバーなどを用いてセラミックブラケットに切り込みを入れる場合は、誤ってエナメル質を削ってしまわないように細心の注意を払う
- ブラケットを挟んで除去する際、歯に対し回転力をかけると痛みが生じるため、できるだけ避ける
- 除去したブラケットを誤飲させないよう、細心の注意を払いながら撤去する
- 歯面に残った接着材料はレジンリムーバーで可及的に除去する
- 歯面に残った接着材料を除去する際、タービン用のホワイトポイントなどで除去するとエナメル質を削ってしまい、患者からのクレームを受けることもあるため、使用しない方が望ましい

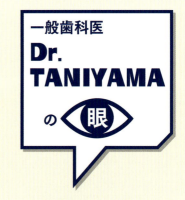

一般歯科医 Dr. TANIYAMA の眼

保定後の定期的な来院のためには寄り添う姿勢も大事

　矯正装置を外す瞬間は、患者はもちろん、術者、歯科衛生士にとっても達成感と安堵が交わるすばらしいものである。しかし、これから保定期間に入るにあたって、患者の心理面への配慮や介入が非常に大切な時期となる。もっとも患者のモチベーションが高い時期は、治療開始前と開始直後であろう。動的治療が進行するにともない、患者がその状況に慣れることで自然に生じるモチベーション低下を、メインテナンスで多くかかわる歯科衛生士ができるかぎり防ぐ必要があるというのは、これまでも述べてきたとおりである。そうして保ってきた患者の治療やプラークコントロールに対するモチベーションが、矯正装置の撤去により、また低下しやすい状況となってしまう。そのため、歯科衛生士の担う役割や患者の心理面への配慮は、これまでよりもさらに重要となる。

　歯列が何事もなく安定するようにと、繊細に心を配りながら観察している術者側からすると、患者から保定装置をしばらくつけていなかった、固定式保定装置が脱離したなどといった報告をされると、残念な気持ちになるだろう。あらかじめ、患者の年齢、性格、ライフイベント等の情報をよく理解し、矯正装置が外れた後の保定期間の重要性を丹念に説明しておかないと、後戻りという痛いしっぺ返しを食らうこととなる。

　また保定装置に対し、せっかく矯正装置を外したのにまた煩わしいものを装着しなければならないと、患者が窮屈な気持ちになるかもしれない。そうしたマイナスにはたらく気持ちをなるべく楽にし、モチベーション維持につなげてあげるのは、歯科医師、歯科衛生士に求められる技量のひとつである。

保定

保定を行う理由

治療終了後は、歯が元の位置に戻ろうとする「後戻り」が生じるため、これを防止するために保定を行う。

矯正歯科治療下の歯周組織では、3～4ヵ月の間に歯根膜の再組織化が生じ、4～6ヵ月以内に歯肉内のコラーゲン線維のリモデリングが行われ、弾性歯槽頂線維のリモデリングには1年以上かかるとされる[*]。治療した歯列を安定させるためには、動的治療終了後約1年間はほぼ終日、保定装置を装着するのが望ましい。その後、適宜装着時間を減らしていく。

可撤式保定装置

患者が自分で取り外し可能なタイプの保定装置で、複数種類があるが、術者の方針や治療内容によって使い分けられる。

患者には、装着時間が少ないと後戻りを起こす可能性があること、後戻りを起こせば再治療が必要となり、追加料金が発生する旨を治療開始前の話し合いの場で伝えて書面を交わしておくと、良好に装着してもらえることが多い。

● 可撤式保定装置（リテーナー）

ベッグタイプの保定装置

舌側はプレート、唇側はワイヤーによって矯正治療終了時の形態を維持する仕組みになっている。

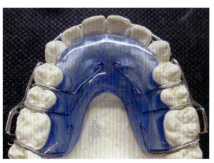
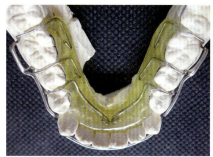

ワイヤーですべての歯の唇頬側部を覆うラップアラウンドタイプの保定装置。
（左：上顎用、右：下顎用）

トゥースポジショナー［左］
スプリングリテーナー［右］

これらの保定装置は軽度な歯の移動も可能であるため、さらに排列する必要があればセットアップ模型上で作製する。

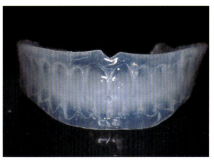
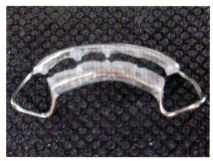

上下顎一体型の保定装置。　　　　　主に下顎前歯部に装着する。

---

[*] William R.Proffit（著），高田健治（訳）．新版 プロフィットの現代歯科矯正学2004．東京：クインテッセンス，2004．

固定式保定装置

患者が自分で取り外しできないタイプの保定装置であり、プラークや歯石が装置の周りに付着しやすいため、3ヵ月に1回程度の定期的なプロフェッショナルケアが必要である。

● **固定式保定装置（リテーナー）**

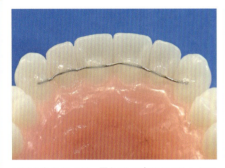
コアとなるワイヤー周りは、5本のステンレススチールワイヤーを巻き合わせて作られている。
〔マルチストランドワイヤー、松風〕

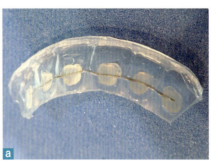
インダイレクトボンディング用に作成したコア。

リンガルボンデッドリテーナー

犬歯間幅径を維持し、前歯部の叢生の再発を防ぐ。石膏模型上で屈曲されたワイヤーを歯面に装着するのは難しいため、筆者（Dr. 保田）はコアを用いてインダイレクトで装着している（**a**）。

● **保定の手順（エッジワイズ装置の場合）**

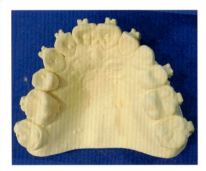
1：ブラケットやチューブが付いた状態で印象採得して模型を作成し、所定の様式を記入した書類とともに院内技工や歯科技工所へ送る。

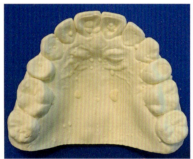
2：技工では模型の歯面に装着された装置部分をバーで削合し、歯科医院が指示した保定装置を作成する。

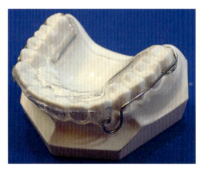
3：技工から完成した装置が到着したら確認し、患者の来院時に元の装置を撤去し、保定装置を装着する。

- 保定に入る際に、患者が治療結果に満足しているかどうかの確認を行う
- バンド撤去直後の第一大臼歯、第二大臼歯は、バンドに押されて生じたスペースが残り、食片圧入が生じやすい。それを防ぐにはまず第一大臼歯のバンドを除去して、片側第二大臼歯〜反対側第二大臼歯までパワーチェーンをかけるなどして、スペースを閉鎖することが望ましい。スペース閉鎖後（約1ヵ月後）、保定装置の印象を採得する。保定装置の作製完了後、残りの装置を撤去する
- 矯正装置を外したあとに印象採得し保定装置の作成を依頼すると、でき上がるまでの間に後戻りが生じてしまう可能性があるため、技工から保定装置ができ上がってくるまで矯正装置の撤去は行わない
- 患者の都合等で急に装置を撤去する必要があった場合、矯正装置を外してから保定装置ができあがるまで、ある程度の日数が必要となる。その待機期間中、仮の保定装置としてマウスピースタイプの装置を医院で作成し患者に渡すと良い。なお食事時以外はできるだけ外さないように伝える

保定後の経過観察

装置の撤去にともなうモチベーションの低下を防ぐ

装置を撤去することにより、患者は治療がほぼ終わったという解放感にひたり、口腔の健康に対するモチベーションが落ちることがある。しかしモチベーションが下がっても、装置撤去によって複雑な口腔内ではなくなったため、ブラッシングの難易度が下がってプラークコントロールや歯周組織の状態が良くなることが多い。

それでもなかには、この時期にう蝕や歯周炎を発症して健康な歯周組織を損なったり、装置装着前に身についていた習癖を再開したことによって整列した歯列を失う患者もいる。

そうなる前にもう一度定期的な来院を患者にうながし、モチベーションアップを試みる、あるいはブラッシングが不足している部分に対する

● 経過観察時の来院で診ておきたいポイントと対処法

歯科医師

- 習癖の発現、再発の有無の確認
- 顎関節に異常がないか
- う蝕や歯周病に罹患していないか
- 早期接触の有無
- 歯列の乱れがないか
- 咀嚼筋に緊張がないか
- パラファンクション（parafunction：口腔悪習癖やブラキシズムなどの異常機能）の有無

歯科衛生士

- 保定後のモチベーションや口腔内に対する関心度の低下防止

  通常の矯正装置を撤去することで、患者は複雑な口腔内から解放される。それによってブラッシングの難易度が下がるため、歯周組織の状態は良くなることが多い。そうならない場合は、動的治療終了時に起こりやすいモチベーションの低下や、口腔内に対する関心度の低下が大きいことが疑われる。再度この時期のセルフケアの重要性を話したり、TBIを行うなどして、後戻りを防ぐ習慣づけをしていくことが重要である。

- ブラッシング指導

  保定装置の装着中は、隣接面の清掃が行き届かないことが多い。装着器具に合わせたブラッシング指導を細やかに行う

- 歯石の有無の確認

- 保定装置の破損・脱離（固定式の場合）がないかの確認

- 高濃度フッ化物の塗布

  ブラケットを装着した部位はエッチング処理を行っており、接着材料の残留による脱灰などのう蝕のリスクがある。そのため装置除去後も、必要があれば高濃度フッ化物の塗布を行う。

- 歯周組織の状態の確認（炎症の有無など）

- 生活習慣に変化がないか

- 食生活に変化がないか

- 習癖の発現や再発があるかの確認

- 後戻りの傾向がないか

プロフェッショナルケアを行うなどの策を講じていく。これは保定装置撤去後の口腔内を、患者が自ら守ることの予行練習にもなる。

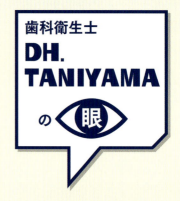

歯科衛生士 DH. TANIYAMA の眼

「予防」の観点に根ざした矯正歯科治療を

　北里研究所創設者で医学者・細菌学者の北里柴三郎は、東京大学医学部在学中に記した演説原稿『医道論』のなかで、「人民に摂生保健の方法を教え体の大切さを知らせ、病を未然に防ぐこと」と、予防医学の重要性を説いている。筆者は、この言葉は歯科医療にも通ずると思って、大事にしている。

　矯正歯科治療における咬合異常の改善は、歯周病やう蝕を予防する処置とも言える。それだけではなく、食事を楽しむ、表情を豊かにするといったことを通して、心も体も健康にする。つまり「予防」は、将来にわたって、そうした豊かな人生を患者に供与することができる、ともいえる。

　人は、歯があるから食事を楽しみ、喜怒哀楽や愛情を豊かに表現することができる。歯科治療は、こうした人が生きることの根源に携われる仕事であり、筆者自身、非常にやりがいを感じながら取り組むことができている。

　一般歯科診療所ですべての矯正歯科治療が行えるわけではないとはいえ、できることは多い。子供が成長の段階で、矯正をはじめとする歯科治療を通じて、適切なセルフケアや、メインテナンスに通院する習慣を身に着けることができていれば、口腔内の感染や早期接触などの異常を回避することも可能である。

　患者の異変や徴候を見過ごさないこと。プラーク、歯石を除去するだけではなく、成長発育などの患者を形づくるさまざまなことを診れるメインテナンスをこれからも行いたい。

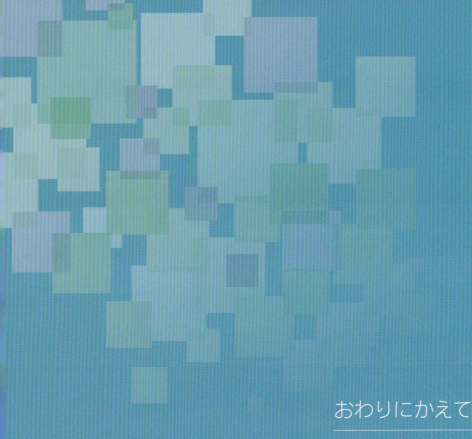

おわりにかえて

末永く患者を診ていくという一般歯科の役割

矯正歯科治療終了後のおつきあい

矯正歯科治療が、その後の歯の健康に大きく影響する

矯正歯科治療で歯列が改善されると、プラークコントロールが良くなる。また筆者らの経験上、定期健診へ欠かさず通うようになることが多い。これは、時間と手間をかけて適切な咬合と審美性を獲得する矯正歯科治療のメリットのひとつといえよう。患者に長期にわたって定期的に来院する習慣がつき、定期健診やセルフケアの意義も理解しやすくなり、それにともなって口腔内に対する関心も強化されるからであろう。

しかし治療を終了し、すばらしい笑顔と口腔機能を手に入れたからといって、口の健康とその維持に対するモチベーションの継続が、生涯にわたって約束されたわけではない。患者がより良い口腔環境を手に入れたことには間違いないが、本人が適切なプラークコントロールを継続できるか、口腔内への関心を維持できるかということとはまた別である。

矯正歯科治療後の患者は、どこで治療を受けたにせよ、その後も長期にわたって一般歯科診療所とかかわりをもち、う蝕や歯肉、歯槽骨の管理を受けることになる。矯正歯科治療中とは違い、歯の健康、健全な歯列および口腔周囲組織の状態を維持するには、さまざまな疾患を予防し、生活習慣を改善し、それを継続していく必要がある。それを助ける役割としては、一般歯科診療所がもっともふさわしいといえよう。かかりつけの歯科医師や歯科衛生士が、患者に納得してもらえるよう、プラークコントロールの習慣と、定期的な来院・メインテナンスの重要性を伝え、実践してもらおう。

● 矯正歯科治療終了後の歯列と口の健康をおびやかすもの

- 後戻り（さまざまな原因による）
- パラファンクション（異常機能）の出現や、オーソファンクション（orthofunction：パラファンクションの対義語で、咀嚼、発音、嚥下などの目的をもった正常機能）の変化
- 口腔内への関心の低下
- プラークコントロールの悪化
- 習癖の出現、悪化、再発
- う蝕、歯周病による口腔内の変化
- 転院による口腔管理の中断

- 環境の変化（進学、就職、結婚など）による口腔内への関心の低下や来院中断
- 食生活の変化（ストレスなどによる過度の酸性食品、砂糖の摂取はう蝕の原因となる）
- 全身疾患による口腔内への影響
- 加齢などによる口腔周囲筋の変化
- 歯科医療に対する苦手意識の発生
- 歯科医療側のスキル低下（歯科専門家としての知識と技術力更新の必要性）
- 外傷

おわりにかえて｜末永く患者を診ていくという一般歯科の役割

● メインテナンス間隔の決定要因

- 歯周病の罹患度
- 進行性う蝕の有無
- 生活背景
- 口腔内の炎症状況
- 患者の要望

● メインテナンス時の確認事項

- ホームケアの状態
- 炎症の有無
- う蝕・歯周病の進行
- ストレスの度合い
- 生活背景の変化
- 顎関節の状態
- 咬合の状態（歯の位置の変化、ファセット〔上下の歯の咬み合わせで生じる摩耗面〕、咬耗、磨耗）
- 習癖
- パラファンクション（悪習癖、ブラキシズム等）
- 保定装置の脱離や破損

特にストレスは、口腔内に顕著に現れてくる。患者とのコミュニケーションを十分に取り、些細なことも見逃さないようにしたい。

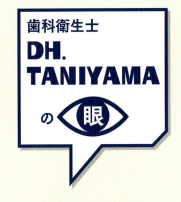

歯科衛生士 DH. TANIYAMA の眼

治療終了直後の患者に起こること

　矯正歯科治療の終了。矯正装置や保定装置が外れ、患者のお口のなかは開放感に溢れる。このとき患者は、みな同様に爽快感に満ちた笑顔を見せる。この笑顔が見れるのは、担当歯科衛生士にとって、仕事のやり甲斐と充実を感じられる場面でもある。

　しかし、ここからが歯科衛生士が主となって担当していく長いお付き合いとなる。当院では矯正歯科治療が終わると、「もっときれいになりたい」との思いが強くなるのか、ほとんどの患者がホワイトニングを希望する。こうした興味が強くなるのは、患者の口腔内に対する関心が高まっている証拠である。そのモチベーションが高まったタイミングを捕まえ、より理想的なメインテナンスへとつなげていくのが、歯科衛生士の役割ともいえる。

　また、矯正歯科治療終了から2週間くらいは、数年間共に暮らしてきた矯正装置が口腔内から外れたことによる違和感が生じる。治療中は唾液に触れにくかった部分がしっとりなめらかになり、口腔内でつねに感じていた矯正装置の厚みがなくなり、繊維性の食物が装置に引っかかることもない、そうした咀嚼の感覚もかえって居心地の悪さとして感じたりもする。治療終了直後には違和感が生じることや、日を追うごとに慣れてくることを伝え、歯科衛生士から積極的にきめ細かくケアしていく必要がある。

Attention！ 歯科衛生士トピックス
長きにわたる矯正歯科治療前後は、いろいろなことが起きる

ライフイベントにともなうトラブルにも落ち着いて対応しよう

たとえば実際に当院であったこんなケースは、どんな歯科医院でもあり得る。

> 患者は26歳女性、もともと開咬と叢生があり、歯並びが悪いせいで食事がしにくいという訴えから、矯正歯科治療を開始した。治療2年目に、「結婚式を挙げるので、それまでに矯正歯科治療を終えてほしい」との希望があった。それを受けて挙式1週間前に治療を終了させ、舌側保定を行いつつ、経過を観察していくこととなった。治療終了後初めてのメインテナンス来院時には、妊娠中とのうれしい知らせがあった。しばらくのちに出産、再来院されたが、いつごろからなのか不明であるが、下顎の固定式保定装置が外れてしまい、そのまま放置したため歯列が後戻りしていた――。

こんなとき、一般歯科診療所としてどのように対応できるだろうか。さまざまな場面やケースに対応するには、あらかじめ想定される患者のリスクファクターについて、確認することが求められる。たとえば保定装置の脱離を「予期せぬできごと」と考えるか、「こうしたことは起こり得る」として事前から対応しているか、「予期せぬできごと」だったとしても、その後の対応をどうすべきか知っているかどうかは、臨機応変な対応と患者の満足度に大きくかかわる。

矯正歯科治療終了直後は、装置を外したばかりで歯周組織が安定していない。その状況下での妊娠、出産は、歯周組織へ大きな負担がかかるであろう。また妊娠中は、口腔内細菌叢の変化が見られ、歯周病の誘発・進行がしやすい時期である。こうしたリスクファクターを把握していると、患者のライフイベントに合わせたホームケア、プロフェッショナルケアでの対応がしやすくなり、トラブルを未然に防ぐことができる。これは、一般歯科で矯正歯科治療を含めて患者を診ていくことの、最大のメリットでもあろう。また術前に診査診断用に採得した記録、患者の生活背景をライフイベント発生時に確認し、対策を講じてスタッフと共有し、チームとして診ていくことによって、こうしたトラブルを回避・対処することができる。

上記の患者は後戻りが生じ、残念ながら再度エッジワイズ装置を用いた矯正歯科治療を行わざるを得なかった。10ヵ月後に患者の満足が得られ、2回目の動的治療が終了した。患者は保定装置装着の大切さを十分に認識し、適切に使用するようになった。現在は3ヵ月に1度のメインテナンスに欠かさず来院されており、特筆すべきトラブルはみられない。

矯正歯科治療は、治療期間が長期にわたることや費用がかかることなど、一般歯科治療に比べると、かなり患者にストレスのかかる治療であることは間違いない。それだけ苦労して獲得した口腔だからと、一生懸命維持しようと努力する患者は多い。しかし一方で、治療期間が長く疲弊してしまったのか、治療終了後しばらくすると来院が途絶えやすくなる患者もいる。特にライフイベントが多い若い患者にその傾向がみられるため、歯科医院側から来院を促すなど、意識的にコミュニケーションをとると良い。

また、個々の患者がもつさまざまな状態や環境、リスクに応じたメインテナンスのプログラムを立てられることが、一般歯科で矯正歯科治療を行う大きなメリットであるため、生活背景、年齢、性別、社会的地位、収入などその患者のいろいろな背景を把握し、勘案したうえでメインテナンスの計画を立てよう。

患者はすでにプラークコントロールしやすい歯列を獲得しており、そのぶん健康な口腔へのハードルが低いにもかかわらず、う蝕や歯周病等に罹患したとしたら、患者にとっても医療側にとっても残念なことである。また患者の咬合の管理は矯正専門医、一般歯科医のどちらであろうと大きな仕事であることには間違いない。的確に健康な口腔内を維持できるよう努めるべきである。

メインテナンスでは、習癖や非生理的な顎運動（パラファンクション）などによる後戻り、他の要因による咬合の変化の兆候を見逃さないことが肝要となる。これは難しい仕事となるが、歯科衛生士だけではなく、歯科医師もダブルチェックするなどして、配慮するようにする。

機能的に適切で審美的でもあるⅠ級関係や犬歯誘導が獲得されていれば、メインテナンスにおいてもトラブルが少ないと考える。ただし、歯周治療、矯正歯科治療、補綴治療、インプラント治療が複合して関係する症例は、メインテナンスにおいても特別の配慮が必要である。

総体的にみると、患者には長期間にわたる矯正歯科治療を通して獲得されたプラークコントロールの習慣があるため、感染の観点からいえば口腔内の状態が極端に悪化する症例は少ないであろう。言いかえれば、矯正歯科治療期間中に歯科衛生士が口腔内に対する関心と適切なプラークコントロール習慣を患者の身につけさせることが、長期的にみて歯科治療成功のカギとなることは間違いない。

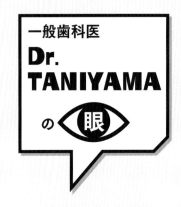

一般歯科医 Dr. TANIYAMA の眼

実は矯正歯科治療終了後が一般歯科の腕の見せどころ

謝辞

　本書は、これから矯正歯科治療を始める、あるいは始めたばかりの歯科医師とその歯科医院のスタッフたちに向けて、矯正歯科治療に携わるとはどういうことか、そして医院で、また各専門職としてどう取り組めばいいかを記し、上梓したものである。できるだけ誰もがより簡単に理解できるよう顧慮し、解説を行ったつもりだ。

　大阪大学歯学部歯科矯正学講座（当時）に入局したばかりのころ、本格的な矯正歯科治療を学生のときに体験したこともない私は、上司の指示を受けながら臨床にたずさわっていたものの、自分ではどうしたら良いか、わけもわからずにいた（当時の患者さんごめんなさい）。

　どう考えても自分では判断できずわからないときは、診療室の隣の部屋に据えられた高田健治先生（当時の大阪大学歯学部歯科矯正学講座 講師）の本棚に『歯科医院必携マニュアル 矯正歯科臨床』（ブリティッシュコロンビア大学歯学部卒後歯学教育部門〔編〕、作田 守〔監訳〕、高田健治〔訳〕、絶版）という黄土色の表紙の本を見つけ、おおいに参考とさせてもらっていた。

　今も断片的ではあるが、若いころのとまどいとともにその本の記憶が残っている。おそらく同じような思いを現在の若手の歯科医師のかたがたも抱えているだろう。そうしたかたがたのために、こういう本が今でもあれば……と考え、前述の書にはとうてい及ばないかもしれないが、一般歯科診療所の先生たちを対象に行っている私の矯正セミナーに準じて、どうしたらよいのか迷った場合に、「この本を開いて読めばわかる」という1冊を、紆余曲折を経ながらも完成させることができた。

　共著者の谷山隆一郎先生、谷山香織氏には、一般歯科医師とそこに勤務する歯科衛生士の視線から見た矯正歯科治療と、治療を成功させるための鍵について大変有益な情報を執筆していただいた。また保田広子氏には、大阪大学歯学部附属病院で矯正歯科治療に関する専門的なトレーニングを受け、さらに矯正歯科専門の歯科医院に勤務経験のある歯科衛生士という立場で、多くのアドバイスや情報を提供してもらった。

　本書が、一般歯科診療所の先生やスタッフにとって価値ある1冊になることを願いつつ、協力していただいた皆さまに感謝を申し上げる。

保田 好隆

本書の制作にご協力いただいたかたがた

高野 遼平	（新潟県新潟市 開業）
江口 英利	（宮崎県国富町 開業）
峯田 清隆	（宮崎県宮崎市 開業）
北林 克之	（京都府京都市 開業）
前田 健輔	（兵庫県丹波篠山市 勤務）
渡辺 雅友	（大阪府守口市 勤務）
木村 将之	（愛知県尾張旭市 開業）
神谷 英道	（愛知県岡崎市 開業）
前田 悠冴	（兵庫県西宮市 勤務）
弓立 亜里沙	（兵庫県西宮市 勤務）
長尾 まゆみ	（兵庫県西宮市 勤務）
須賀 航	（兵庫県西宮市 勤務）
廣瀬 麗弥	（兵庫県西宮市 勤務）
永松 千晴	（兵庫県西宮市 勤務）
保田 好秀	（兵庫県西宮市 開業）

〔順不同〕

カバー・本文デザイン	編集部
本文イラスト	おおたきょうこ

本書に記載されている会社名・製品名等は、一般に各社の登録商標または商標です。
本文中では TM、®、©などの表示は省略しています。

さくいん

［あ］

アーチレングスディスクレパンシー	89
アーチワイヤー	21, 142, 147
アーチワイヤーの装着と結紮	147

［い］

印象採得	115
インスツルメント	26
インダイレクトボンディング法（関節法）	145

［う］

う蝕	104, 152, 164
う蝕有病者率	17
う蝕リスク検査	108

［え］

エッジワイズ装置	28, 118, 142-147
エラスティック	21, 23, 134, 147

［か］

カウンセリング	76
下顎下縁平面の開大度	94
下顎歯列の拡大（下顎大臼歯のアップライト）	42, 118
化学的清掃	107
下顎の拡大装置	126-129
かかりつけ歯科医院	8
拡大用スクリュー	121, 123, 126, 128
可撤式矯正装置	119
可撤式保定装置	146, 159
緩徐拡大	44, 45, 120
顔面写真	86

［き］

基準平面	92
急速拡大	44, 45, 120
矯正歯科治療の意義	9, 11
矯正歯科治療の流れ	34
矯正装置	118
矯正装置の撤去	156
近遠心幅径	89

［く］

クラスプ	136, 140
クリンパブルフック	24

［け］

計測項目	93
計測点	92
結紮	21, 147
限局的矯正歯科治療（LOT）	18, 58, 59, 98

［こ］

コア	145, 160
コイル	24
口腔内写真	32, 83
咬合斜面版装置	118, 136-138
咬合斜面板装置と咬合挙上板装置の違い	137
口呼吸	38-40
口呼吸の影響	38-40
口呼吸の治療	44
高濃度フッ化物	107, 161
口輪筋トレーナー	25
骨格性形態異常	94
固定式矯正装置	119
固定式保定装置	146, 160

［し］

シース	130, 131
歯科矯正用アンカースクリュー	25
歯間分離（セパレーティング）	113
歯周基本治療	104, 105
歯周疾患	56, 104, 105, 164
歯周病リスク検査	108
視診	76
歯体移動	142
主線	130
上顎前方牽引装置	118, 134, 135
床拡大装置	118, 128
上顎の拡大	42, 118
資料採得	82, 94
唇側線	138

[す]

スケルトンタイプの拡大装置	44, 118, 120-123
スペースリゲーナー	118, 140, 141

[せ]

石膏模型	87
前歯部に拡大用スクリューを配置した装置	118, 126, 127
接着材料	22, 23
セファログラム	90
セファロ分析	92

[た]

ターミナルプレーン	88
ダイレクトボンディング法(直接法)	144

[ち]

チューブ	20, 142, 146
治療計画の説明	99, 100
治療計画の立案	98

[て]

ディスクレパンシー	90

[は]

バイヘリックス装置	118, 124, 125
鼻呼吸のメリット	39
パラファンクション	161, 164, 165
バンド	22, 122, 124, 156
バンドの試適	114
バンドリムーバー	26, 156

[ふ]

不調和の量 ➡ アーチレングスディスクレパンシー	
ブラケット	20, 142, 144, 145, 157, 158
ブラケットリムーバー	27
ブラッシング指導	104, 105, 106, 152-154, 161
プロフェッショナルクリーニング	155

[ほ]

包括的矯正歯科治療(COT)	18, 57, 98

[め]

メインテナンス	109, 155, 158, 162, 165

[も]

モチベーション	79, 155, 158, 161
問診	76

[よ]

溶接法(チューブの装着)	146

[り]

リーウェイスペース	41
リンガルアーチ装置(舌側弧線装置)	118, 130-132
リンガルボタン	24

[ABC]

Angle の分類	88
COT ➡ 包括的矯正歯科治療	
Hellman の分類	46
LOT ➡ 限局的矯正歯科治療	
MFT	25, 45
overbite	11, 76, 83, 94
overjet	11, 76, 83, 94
Spee 湾曲	90
TBI	104, 161

[123]

I 期治療	16, 36
I 期治療の意義と目的	38
I 期治療の注意点	41
I 期治療の手順	42
I 期治療のメリット	41
II 期治療	16, 37, 55
II 期治療の注意点	55
II 期治療のメリット	55

クインテッセンス出版の書籍・雑誌は，歯学書専用
通販サイト『歯学書.COM』にてご購入いただけます．

PCからのアクセスは…

歯学書　検索

携帯電話からのアクセスは…
QRコードからモバイルサイトへ

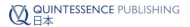

一般歯科のＤｒ・ＤＨがともに取り組む
矯正歯科治療ガイドブック

2019年5月10日　第1版第1刷発行

著　者　保田好隆／谷山隆一郎／谷山香織／保田広子
　　　　（やすだよしたか）（たにやまりゅういちろう）（たにやまかおり）（やすだひろこ）

発 行 人　北峯康充

発 行 所　クインテッセンス出版株式会社
　　　　　東京都文京区本郷3丁目2番6号　〒113-0033
　　　　　クイントハウスビル　電話(03)5842-2270(代表)
　　　　　　　　　　　　　　　(03)5842-2272(営業部)
　　　　　　　　　　　　　　　(03)5842-2276(編集部)
　　　　　web page address　https://www.quint-j.co.jp/

印刷・製本　株式会社創英

©2019　クインテッセンス出版株式会社　　　　禁無断転載・複写
Printed in Japan　　　　　　　　　　　落丁本・乱丁本はお取り替えします
ISBN978-4-7812-0684-4　C3047　　　　　定価はカバーに表示してあります